Oliver Stoll
Heiko Ziemainz

Laufen psychotherapeutisch nutzen

Grundlagen, Praxis, Grenzen

Oliver Stoll
Heiko Ziemainz

Laufen psychotherapeutisch nutzen

Grundlagen, Praxis, Grenzen

Unter Mitarbeit von Ina Blazek und Jasmin Braun

Springer

Prof. Dr. Oliver Stoll
Martin-Luther-Universität Halle-Wittenberg
Arbeitsbereich Sportpsychologie, Sportpädagogik & Sportsoziologie
Selkestrasse 9
06122 Halle (Saale)
oliver.stoll@sport.uni-halle.de

Dr. Heiko Ziemainz
Friedrich-Alexander-Universität Erlangen-Nürnberg
Institut für Sportwissenschaft und Sport
Gebbertstr. 123 b
91058 Erlangen
heiko.ziemainz@sport.uni-erlangen.de

ISBN 978-3-642-05051-0 Springer-Verlag Berlin Heidelberg New York

Bibliografische Information der Deutschen Nationalbibliothek
Die Deutsche Nationalbibliothek verzeichnet diese Publikation in der Deutschen Nationalbibliografie; detaillierte bibliografische Daten sind im Internet über http://dnb.d-nb.de abrufbar.

SpringerMedizin
Springer-Verlag GmbH
ein Unternehmen von Springer Science+Business Media
springer.de

Planung: Monika Radecki, Heidelberg
Projektmanagement: Sigrid Janke, Heidelberg
Lektorat: Bettina Arndt, Weinheim
Layout und Umschlaggestaltung: deblik Berlin
Einbandabbildung: © Maridav/shutterstock.com
Satz: Crest Premedia Solutions (P) Ltd., Pune, India

SPIN: 12765324

Gedruckt auf säurefreiem Papier 2126 – 5 4 3 2 1 0

Vorwort

»Ich bin müde und abgespannt! Eigentlich möchte ich nur noch meine Ruhe haben.« Dies oder Ähnliches wird so mancher nach einem harten Arbeitstag, aber auch in oder nach kritischen Lebensereignissen (z. B. Erkrankungen) gedacht oder zu sich gesagt haben. Vielleicht kann man seiner Müdigkeit oder Abgespanntheit ja »davonlaufen« bzw. durch Laufen zur Stimmungsaufhellung beitragen. Vielleicht ist es möglich, Erkrankungen wirksamer oder besser therapieren zu können, indem man lauftherapeutische Maßnahmen in die Rehabilitation integriert bzw. systematisch anwendet? Genau dieser Frage gehen die beiden Autoren schon seit geraumer Zeit nach. Und deshalb haben wir uns dazu entschlossen, dieses Buch zu schreiben.

Unser zentrales Anliegen ist es sowohl profunde, wissenschaftliche Erkenntnisse und empirische Evidenzen zu prüfen als auch und vor allen Dingen, diese Erkenntnisse unmittelbar für die Praxis aufzubereiten. Dies entspricht unserer Auffassung von modernen wissenschaftlichen Arbeiten. In unserem Läuferalltag begegnen uns immer wieder subjektive Theorien oder Mythen über die Wirkung des Laufens, die dann auch gerne populär publiziert werden. Hier wollen und müssen wir einerseits als Wissenschaftler und andererseits aber auch als Praktiker immer besonders aufpassen, denn es wäre fatal, Empfehlungen über eine Interventionspraxis zu verfassen, ohne dass diese auf einer seriösen Datengrundlage basieren würden.

Wir hoffen, dass dieses Buch zu einem regen Austausch über das Laufen im Allgemeinen und das Dauerlaufen im Speziellen führt und dass die hier diskutierten therapeutischen Wirkungen dazu beitragen, dass das ausdauernde Laufen zunehmend mehr Berücksichtigung in der Sporttherapie erhält.

Gerade in diesem Punkt hoffen wir, mit diesem Buch mehr Klarheit geschaffen zu haben. Auch wenn uns bewusst ist, dass an der ein oder anderen Stelle noch weiterer Forschungsbedarf herrscht!

An der Entstehung dieses Buches haben viele Menschen einen großen Anteil, denen wir auf diese Weise danken möchten. Wir danken in erster Linie unseren Mitarbeiterinnen Ina Blazek und Jasmin Braun, die uns nicht nur redaktionell, sondern auch inhaltlich sehr geholfen haben. Besonderer Dank gilt Frau Radecki, Frau Janke und Frau Arndt vom Springer-Verlag, die uns hervorragend in der Umsetzung dieser Buch-Idee unterstützt haben.

Oliver Stoll & Heiko Ziemainz
Halle und Erlangen, im Juni 2011

Die Autoren

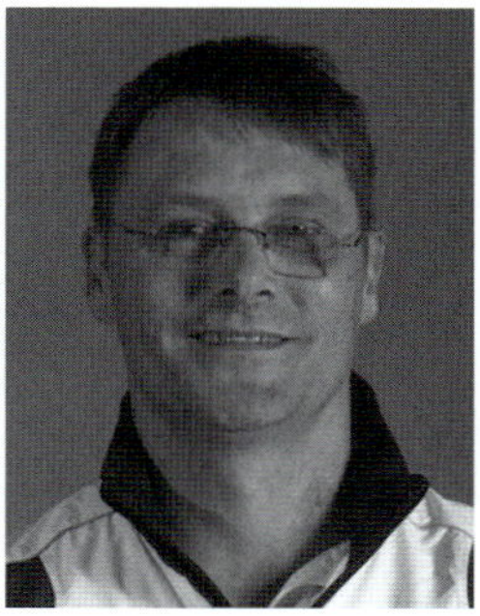

Professor Dr. Oliver Stoll

Professor Dr. Oliver Stoll ist Leiter des Arbeitsbereichs Sportpsychologie & Sportpädagogik & Sportsoziologie an der Martin-Luther-Universität Halle-Wittenberg, Stellvertretender Direktor des Instituts für Leistungsdiagnostik und Gesundheitsförderung (ILUG), Mitglied in der Medizinischen Kommission des Deutschen Schwimmverbandes sowie im Vorstand der Arbeitsgemeinschaft für Sportpsychologie (asp) und Präsident des Deutschen Unihockey Bundes. Seine Forschungsschwerpunkte liegen im Bereich der Neuro-kognitiven Grundlagen psychischer Prozesse im Sport, zum Zusammenhang von Perfektionismus und Leistung im Sport sowie zu Gruppenprozessen in Mannschaften.

Oliver Stoll absolvierte über 50 Marathonläufe, zwei 80-Kilometer-Läufe sowie einen 24-Stunden-Lauf. Außerdem kam er bei den Ironman-Triathlon-Wettkämpfen in Roth und Hawaii 1988 ins Ziel. Er gehörte darüber hinaus zur Olympiamannschaft 2008 in Peking und agierte als Sportpsychologe in diesem Zusammenhang in der Betreuung der Nationalmannschaft im Wasserspringen.

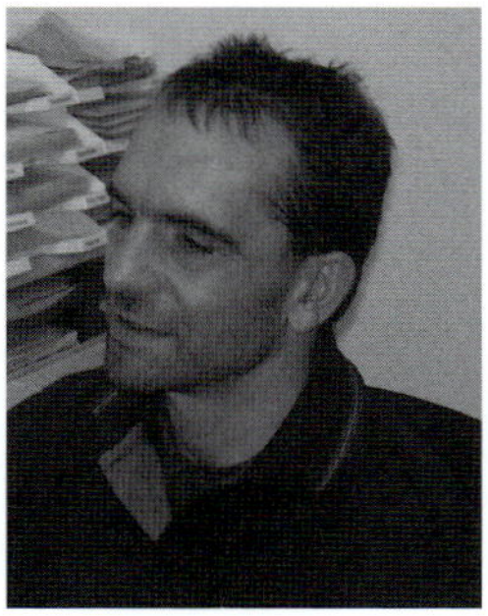

Dr. Heiko Ziemainz

Dr. Heiko Ziemainz ist Akademischer Oberrat am Institut für Sportwissenschaft und Sport der Friedrich-Alexander-Universität Erlangen-Nürnberg. Seine Forschungsschwerpunkte liegen vor allem in der Entwicklung und Evaluation sportpsychologischer Diagnostik und/oder Trainingsverfahren im Leistungssport.

Heiko Ziemainz macht seit 25 Jahren Triathlon und finishte u. a. beim Ironman Germany, Lanzarote und Switzerland. Er ist lizensierter A-Trainer der Deutschen Triathlon Union und seit Jahren in der Traineraus- und -fortbildung tätig. Er arbeitet seit 15 Jahren als Sportpsychologe mit Athleten unterschiedlicher Leistungsniveaus und Sportarten, so ist er u. a. der Sportpsychologe am Nachwuchsleistungszentrum des 1. FC Nürnberg.

Inhaltsverzeichnis

Psychotherapie, Sporttherapie, Lauftherapie – worüber reden wir?

Dass Laufen therapeutische Wirkungen haben kann, wird in der Fachwelt seit ca. 25 Jahren (beginnend mit dem Buch »Running as Therapy« von Sachs & Buffone, 1984, gefolgt vom Buch »Running – The Consequences (von Richard Crandall, 1988) vermutet und diskutiert. In diesen Zeitraum fällt auch der sogenannte »Jogging-Boom«. Die großen City-Marathonläufe vermeldeten immer weiter ansteigende Teilnehmerzahlen. Gleiches galt für die dann auch in Deutschland immer zahlreicher werdenden Lauftreffs. Ausdauerndes Laufen entwickelte sich weit über eine reine sportliche Aktivität hin zu einem »Lebensgefühl« einer neuen Generation gesund lebend wollender Menschen. Ende der 1990er Jahre wurde – sicherlich auch aufgrund der wachsenden Euphorie und des Interesses am ausdauernden Laufen in den frühen 1990er Jahren – von Alexander Weber in Bad Lippspringe sogar eine therapeutische Ausbildung mit dem Schwerpunkt Laufen entwickelt und angeboten (Weber, 1990, 1999). Institutionell wird diese Ausbildung vom Deutschen Lauftherapiezentrum (DLZ) gestützt. Dabei ist Weber (1999) per se von den therapeutischen Ressourcen, die im ausdauernden Laufen stecken, überzeugt und erläutert dies durchaus plausibel, bleibt jedoch zu dieser Zeit noch den eigentlich notwendigen empirischen Beweis schuldig.

Wenn man dem Laufen therapeutische Funktion unterstellen möchte, sollte man zunächst den Therapiebegriff näher bestimmen. Therapie ist als eine Dienstleistung bzw. eine Pflege der Kranken zu verstehen. In der Medizin spricht man von Therapie, indem man alle Maßnahmen zur Behandlung von Krankheiten und Verletzungen darunter subsummiert. Das Ziel des Therapeuten ist in erster Linie die Heilung bzw. die Beseitigung oder Linderung der Symptome und die Wiederherstellung der körperlichen oder psychischen Funktionen. Die Therapeutik ist in der modernen Auffassung die Lehre von den Heilverfahren, die sich mit den verschiedenen Therapieformen, ihrer Wirkungsweise und ihrem Anwendungsspektrum beschäftigt. Somit ist zunächst der Heilungsbegriff zentral und in der weiteren Betrachtung die Interaktion zwischen Therapeut und Patient bzw. Klient von großer Bedeutung.

Langstreckenlauf kann Psychotherapie bereichern

Ausgehend von der Tatsache, dass Laufen zunächst einmal eine Tätigkeit ist, die in der Regel alleine durchgeführt wird, ist dies auf den ersten Blick nicht zwangsläufig mit der hier gewählten Therapiedefinition kompatibel (vgl. auch Bartmann, 2002). In verschiedenen Fachbüchern wird jedoch der therapeutische Effekt des Langstreckenlaufens vielfach berichtet. Vereinzelt liegen Wirkungsstudien zur Thematik vor (► Kap. 2–5). Die meisten dieser Studien beschäftigen sich mit den positiven Effekten des Laufens auf die Psyche. Dieser Bereich wird auch einen großen Anteil im weiteren Verlauf des vorliegenden Buches einnehmen. Aus diesem Grund wollen wir im Folgenden das Langstreckenlaufen als ein Verfahren darstellen, das die Psychotherapie additiv zu den bisher bekannten Psychotherapieverfahren bereichern kann, näher betrachten. Zunächst sollte jedoch definiert werden, was als Psychotherapie verstanden wird und welche psychotherapeutischen Zugänge wir als die wichtigsten Zugänge, insbesondere aus lauftherapeutischer Sicht, betrachten. Im Anschluss daran widmen wir uns dem Lauftherapiekonzept nach Alexander Weber. Wir beschreiben es im Sinne seiner Rahmenkonzeption und diskutieren dies bzw. unterziehen es einer kritischen Würdigung. Abschließend verbinden wir eine lauftherapeutische Konzeption mit Überlegungen psychotherapeutischen Vorgehens. Das Kapitel endet mit einer Zusammenfassung.

1.1 Psychotherapie – wo sehen wir Anknüpfungspunkte?

Kommunikation zwischen Therapeut und Patient zentral

Die Psychotherapie ist die Behandlung psychisch, emotional und psychosomatisch bedingter Krankheiten, Leidenszustände oder Verhaltensstörungen mit Hilfe verschiedener Formen verbaler und nonverbaler Kommunikation. Dazu zählen tiefenpsychologische und verhaltenstherapeutische Ansätze ebenso wie Therapieformen der Humanistischen Psychologie oder künstlerische Therapien und körperzentrierte Therapieformen wie z. B. die Tanztherapie. Ein wichtiger und sehr zentraler Aspekt der meisten Therapien ist die Kommunikation zwischen Therapeut und Patient. Sie trägt dazu bei, dass die Behandlungen subjektiven Bedürfnissen des Patienten gerecht werden, und verbessert die Möglichkeiten des Patienten, selbst auf einen günstigen Krankheitsverlauf hinzuwirken. Die psychiatrische Therapie stützt sich sogar vorrangig auf Methoden systematischer Kommunikation. Gewöhnlich muss die Wirksamkeit eines Therapieverfahrens einer Überprüfung nach wissenschaftlichen Methoden standhalten können, um von der Medizin anerkannt zu werden. Dennoch werden, vor allem außerhalb von Krankenhäusern und Arztpraxen, oft Methoden eingesetzt, die diese Anforderung nicht erfüllen.

Psychotherapie kann also helfen, seelische Leiden durch anerkannte Verfahren zu behandeln. Störungen der Wahrnehmung, des Verhaltens, der Erlebnisverarbeitung, der psychosozialen Beziehungen und der Körperfunktionen können somit in einer Psychotherapie erfolgreich begegnet werden. Die Frage, wann eine

Psychotherapie angebracht ist, kann man nicht leicht beantworten, da dies immer vom Leidensdruck der betroffenen Person abhängig ist. Die Entscheidung zur Aufnahme einer Therapie muss prinzipiell vom Betroffenen selbst ausgehen, u. a. um die Erfolgschancen zu erhöhen.

Das bei weitem stärkste »Instrument«, welches sich die Psychotherapie bedient, ist, wie weiter oben schon angesprochen, die Sprache als Kommunikationsmittel. Durch Kommunikation und die damit verbundene Nutzung von Worten, werden Sorgen, Ängste und Probleme geäußert und gelangen nach außen. Nur dadurch ist es dem Psychotherapeuten möglich, mit Gesprächen eine für den Betroffenen positive Veränderung herbeizuführen. Dennoch existieren immer noch viele Vorurteile bzw. Denkmuster, die Betroffene daran hindern, eine Psychotherapie zu beginnen. Gedanken wie »Ich bin doch nicht verrückt« oder »Was sollen die anderen von mir denken?« sind kontraproduktiv und sollten durch »Ich bin um meinetwillen besorgt« oder »Ich möchte etwas ändern, damit es mir besser geht« ersetzt werden.

Psychisch kranken Menschen als Einheit betrachten

Eine objektive Sicht der Dinge in Phasen, in denen man selbst nicht mehr glaubt »Herr der Lage zu sein«, kann durchaus unterstützend wirken, wenn alltägliche Dinge zur Belastung werden, sich Ratlosigkeit ausbreitet und ein Leidensdruck entsteht. Außerdem wirkt sich ein seelisches Leiden unter Umständen auch auf die physische Gesundheit aus. Wenn demnach körperliche Beschwerden bestehen, für die es keine medizinische Erklärung gibt, könnte die Ursache dafür auch im psychischen Empfinden liegen. Durch Gespräche, in denen Themen aufgegriffen werden, die unter Umständen zum seelischen Leiden der Betroffenen führen, werden diese verborgenen Inhalte wieder bewusst gemacht und können auch nur dadurch aufgearbeitet werden. Dabei darf man nie aus den Augen verlieren, dass trotz dieser beschriebenen Einzelbetrachtungen der Psyche und des Körpers, alles aufeinander Einfluss nimmt und unter dem Aspekt des Ganzheitscharakters sollten wir den psychisch kranken Menschen mit seiner Krankheit als Einheit betrachten.

1.2 Sporttherapie

Die Sporttherapie bedient sich der Mittel und Methoden des sportlichen Trainings im Rahmen von Vorbeugung, also Prävention und Rehabilitation.

Sie stellt somit einen wichtigen Faktor der nichtmedikamentösen Behandlung und Rehabilitation dar und wird von Sportwissenschaftlern, Physiotherapeuten mit Zusatzqualifikation (Sportphysiotherapeuten) bzw. von Sportlehrern mit zusätzlicher Ausbildung auf medizinischem Gebiet durchgeführt. Die bekannteste und am weitesten entwickelte Anwendung ist die in der Herzgruppe, also der Rehabilitation von Patienten mit koronaren Herzerkrankungen (▶ Kap. 11).

Zentraler Gedanke des sporttherapeutischen Vorgehens ist, dass über ein systematisches, langfristiges körperliches Funktionstraining Anpassungsprozesse entstehen, die dann im weiteren Verlauf auch psycho-soziale Effekte nach sich ziehen können. In erster Linie geht es den meisten sporttherapeutischen Konzepten jedoch zunächst um eine Verbesserung physisch-konditioneller und/oder funktionaler Parameter. Dabei stehen Belastungsdosierungen sowie konkrete sportliche Übungen indikationsbezogen im Zentrum des Interesses. Die Sporttherapie ist zwar in Kliniken, insbesondere Reha-Kliniken, bereits eine etablierte Behandlungs- und Therapieform, aber noch kein Ausbildungsbereich und vor allem keine geschützte Berufsbezeichnung. Sie ist eher pädagogisch orientiert, kooperiert mit der schon länger etablierten Krankengymnastik, die jedoch vor allen Dingen funktionell und individuell arbeitet. Die Lauftherapie gehört zu den ausdauersportbezogenen, sporttherapeutischen Konzepten. Im weiteren Verlauf möchten wir uns lediglich auf diese Konzeption konzentrieren und verweisen auf die Diskussion anderer sporttherapeutischer Konzepte (vgl. Rieder, Huber & Werle 1996).

1.3 Lauftherapie

Langsamer Dauerlauf Mittel einer zielgerechten Therapie

In der Lauftherapie wird das sanfte aerobe Laufen individuell dosiert und vom Lauftherapeuten über eine festgelegte Zeit (in der Regel über etwa 12 Wochen) kontrolliert. Lauftherapie bedeutet, dass der langsame Dauerlauf als Mittel einer zielgerechten Therapie eingesetzt wird, um insgesamt »neue Kräfte« zu schöpfen und auf diesem Wege den einzelnen Menschen zu befähigen, selbst an der Herstellung seiner gewünschten Ausgeglichenheit zu arbeiten. Hier wird schon der starke Stress- bzw. Stressbewältigungsbezug deutlich, den die Entwickler der Lauftherapie von Beginn an im Zentrum ihres therapeutischen Denkens hatten. Sie – also die Lauftherapie – soll von einem professionell ausgebildeten Lauftherapeuten praktiziert und je nach Indikation unter therapeutischer oder pädagogischer Zielsetzung angewandt werden – einer der

Unterschiede zu anderen Formen des Laufens. Ausbildungsmöglichkeiten gibt es im »Deutschen Lauftherapiezentrum« in Bad Lippspringe oder in Würzburg von der Deutschen Gesellschaft für Verhaltenstherapie e.V.

Der Begriff der Lauftherapie wurde maßgeblich von Alexander Weber, der die o. g. Ausbildung konzipiert hat, begründet und weiter entwickelt. Grundsätzlich geht Weber (1999, S. 16ff) davon aus, dass der Mensch aus entwicklungsbiologischer Sicht ein sog. »Bewegungstier« ist. Laufen ist somit immanent für das Mensch-Sein. Es ist neben dem Gehen die am leichtesten zu erlernende und auszuführende Ausdauerübung. Darüber hinaus hat Weber eine eher holistische Sicht auf den Menschen, d. h. er sieht den Menschen als eine »leib-seelische Einheit«, in dem Körper, Geist und Seele nicht voneinander getrennt zu betrachten sind. Lauftherapie setzt zunächst am Körper an und strahlt dann auf die anderen beiden Bereiche direkt aus, da die o. g. Teilsysteme in wechselseitiger Beziehung stehen. Seinen lauftherapeutischen Zugang beschreibt Weber in seinem »Paderborner Modell«.

1.3.1 Das Paderborner Modell – Ein Rahmenmodell lauftherapeutischen Handelns

Das Paderborner Lauftherapie-Modell verfolgt über insgesamt sieben Teilmodule drei übergeordnete Ziele. Dabei werden diese Module im Deutschen Lauftherapie-Zentrum (DLZ) ausgebildet. Bei genauerer Betrachtung wird deutlich, dass es sich bei der Zusammenschau dieser sieben Module eher um ein Rahmenkonzept als um eine praktische Handlungsanweisung dreht.

- Das *erste Modul* (Weber spricht hier lieber von Bausteinen) hat die Zielformulierung im Blick. Dabei sollen die Klienten lernen, übergeordnete Ziele und Teilziele der Lauftherapie zu formulieren, die dann möglichst objektiv überprüfbar sein sollten.
- Im *zweiten Modul* geht es um die Schaffung von Organisationsstrukturen. Dies betrifft insbesondere den organisatorischen und zeitlichen Rahmen der Lauftherapiekurse sowie die Informationsverbreitung in der Öffentlichkeit und die Absprachen der Kursleiter mit ihren Klienten.
- Das *dritte Modul* behandelt inhaltlich die einzelnen Laufprogramminhalte (Das DLZ-Standard-Laufprogramm unter besonderer Berücksichtigung der Kursleitermerkmale, die Auswahl der einzelnen Übungen, Aufwärmen, Dehnen, richtig Atmen, etc., richtige Dosierung von Umfang und Intensität).

- Im *vierten Modul* wird der Bereich Qualitätssicherung im Sinne der Ergebnisevaluation, also der Erfolgskontrolle, thematisiert.
- Das *fünfte Modul* behandelt dann sozialpsychologische Aspekte der Lauftherapie. Dabei werden insbesondere Aspekte der Gruppenentwicklung und Gruppendynamik thematisiert, insbesondere im Zusammenhang lauftherapeutischer Überlegungen.
- Das *sechste Modul* ist mit dem Begriff »Beratung« überschrieben. Konkret geht es in diesem Modul eher um Beratungskonzepte, aus einzel- und gruppentherapeutischer Perspektive.
- Das *siebte Modul* rückt den Lauftherapeuten als Person in den Vordergrund. Hierbei werden insbesondere selbstreflexive Kompetenzen entwickelt, die einerseits die eigene Rolle als Therapeut (bzw. Gruppenleiter) in den Vordergrund der Selbstreflexion rückt, andererseits aber auch das ständige Hinterfragen eigener Stärken und Schwächen thematisiert.

1.3.2 Ziele und Teilziele der Lauftherapie

Die Lauftherapie nach Weber (1999) zielt vor allen Dingen auf die Behandlung zeitlich begrenzter Störungen bzw. Disharmonien ab. Indikationsbezogen formuliert handelt es sich hierbei um die Behandlung von z. B. depressiver Verstimmungen und weniger von ausgeprägten unipolaren oder bipolaren Depressionen. Er sieht außerdem die Lauftherapie eher als präventiven Ansatz und darüber hinaus eher als Ansatz der »Hilfe zur Selbsthilfe«. Die allgemeinen Ziele der Lauftherapie formuliert Weber wie folgt:

Ziele der Lauftherapie

1. Stärkung des Wohlgefühls
2. Verbesserung des seelischen Gleichgewichts
3. Verbessertes Kennenlernen und Akzeptieren des eigenen Körpers
4. Erlernen spezifischer Methoden des Stressabbaus sowie Stresskontrolle
5. Erleben von Freude an der Bewegung
6. Das Knüpfen von sozialen Beziehungen sowie
7. Das Erfahren von positiven gruppendynamischen Prozessen

Diese eher übergeordneten Ziele versucht Weber über das Erreichen dreier Teilziele zu untermauern:

- Das *erste Teilziel* ist die Verbesserung der körperlichen Fitness, gemessen an einer verbesserten Ausdauerleistungsfähigkeit.
- Das *zweite Teilziel* sieht Weber (1999) darin, dass die Klienten lernen, besser mit Belastungen umzugehen. Dabei geht er davon aus, dass eine Mehrzahl der o. g. zeitlich begrenzten Störungen stressbedingt entsteht.
- Das *dritte Teilziel* sieht Weber erreicht, wenn es gelingt, den Klienten die Freude an der Bewegungsform Laufen vermittelt zu haben. Dabei geht er davon aus, dass der Klient zunächst Laufen als ein extrinsisches Motiv zu einer Handlung sieht (»Ich laufe – im Gegenzug werde ich belohnt, weil ich weniger krank bin«).

Wechsel von extrinsischer zu intrinsischer Motivation

Im weiteren Verlauf der Therapie lernt der Klient Spaß und Freude an der Bewegung und an seiner eigenen Leistungsfähigkeit, gekoppelt mit einer verbesserten sinnlichen Wahrnehmung verschiedenster Stimuli. Das Ziel ist dann, dass die Motivlage von einer eher extrinsischen in eine eher intrinsische Motivation wechselt (»Ich laufe, weil ich einen persönlichen Sinn darin sehe«).

1.3.3 Der organisatorische Rahmen des Paderborner Modells

Einzel o. Gruppe

3 Monate
2x pro Woche
max. 15 Pers.
freier Natur

Lauftherapie im Rahmen des Paderborner Modells wird sowohl als Einzel- als auch als Gruppenintervention angeboten und unterliegt bestimmten organisatorischen Voraussetzungen. Gruppeninterventionen treten bei weitem häufiger auf als Einzelinterventionen. In der Regel erstreckt sich ein Lauftherapiekurs über einen Zeitraum von drei Monaten mit jeweils zwei Trainingseinheiten pro Woche. Ein Kurs sollte eine Mindeststärke von zehn Personen aufweisen und eine Größe von insgesamt 15 Teilnehmern nicht überschreiten. Die Trainingseinheiten erstrecken sich über das gesamte Jahr und finden grundsätzlich in freier Natur statt. Das DLZ bietet neben Anfängerkursen auch weiterführende Fortgeschrittenenkurse an. Sollte die Lauftherapie weitergeführt werden, dann empfiehlt Weber (1999, S. 31) die Überführung der Lauftherapiekurse in informelle Gruppen, wie z. B. die öffentlichen Lauftreffs, die es in fast jeder größeren Stadt gibt.

Geleitet werden diese Lauftherapie-Kurse von im DLZ ausgebildeten Lauftherapeuten, die dort ein Diplom erworben haben. Das DLZ bietet regelmäßig Weiterbildungsveranstaltungen an und legt ihren Absolventen nahe, diese immer wieder zur Fort- und Weiterbildung zu nutzen bzw. im DLZ zu Zusammenkünften zu kommen, um Besprechungen, Hospitation und sogar Supervision durchzuführen. Interessenten für Lauftherapie-Kurse können sich telefonisch oder schriftlich im DLZ melden. Sie erhalten dann ein Anmeldeformular sowie einen »Stress-Fragebogen«. Wenn diese beiden Unterlagen ausgefüllt zurückgesandt werden, liegt eine verbindliche Anmeldung zur Teilnahme an einem Lauftherapie-Kurs vor.

1.3.4 Das DLZ-Standardlaufprogramm

Betonung auf stressfreiem Laufen

Das ebenfalls von Weber entwickelte Standard-Laufprogramm geht auf seine Überlegungen und eigenen Erfahrungen im Umgang mit Klienten aus den 1980er Jahren zurück. Dabei steht das sogenannte »komfortable« Laufen mit niedriger Intensität im Vordergrund. Dies beugt Sportverletzungen und Überforderung vor. Von der Grundidee her ist diese sehr »sanfte« Methode zunächst eine Kombination aus Geh- und Laufphasen, die sich abwechseln. Mit fortschreitendem Training werden die Gehphasen kürzer, dafür die Laufphasen länger. Nach dem 12-Wochen-Therapieprogramm sollte jeder Klient in der Lage sein, 20 Minuten lang ununterbrochen zu laufen. Weber (1999, S. 36) betont dabei, dass die Betonung auf dem stressfreien Laufen liegt. Damit meint er ausdauerndes Laufen, das mit angenehmen Empfindungen und Gefühlen verbunden ist.

Sinnliche Wahrnehmung durch Barfußlaufen

In diesem Zusammenhang ist eine Vielfalt an Methoden und Variationen ausdrücklich erwünscht. Laufen mit Schuhen oder barfuß, auf glattem Asphalt, über Wald- und Wiesenwege oder querfeldein. Laufen bergauf und bergab, mit oder ohne natürliche Hindernisse. Bei fortgeschrittenen Läufern auch mal das sogenannte Fahrtspiel, also Läufe mit gezieltem und erwünschtem Tempowechsel. Und als besondere Variation durchaus auch Orientierungsläufe. Gerade das Barfußlaufen auf unterschiedlichen Untergründen, mit oder ohne natürliche Hindernisse, schult die sinnliche Wahrnehmung, die insbesondere in gestalt- und/oder existenzialtherapeutischen Zusammenhängen von zentraler Bedeutung ist und somit auch indikationsspezifisch, wie wir das in den noch kommenden Kapitels zeigen werden, zum Einsatz kommen kann und sollte.

1.3.5 Die Besonderheit der Rückmeldungen durch den Lauftherapeut

Empathie, Kongruenz, Akzeptanz

Soweit unterscheidet sich dieses Trainingskonzept zunächst nicht bedeutsam von anderen vorliegenden Trainingsideen. Das besondere am Lauftherapiekonzept von Weber liegt in der Person des Lauftherapeuten. Damit meint er einerseits die Persönlichkeit des Therapeuten, andererseits aber eben auch das, was wir in der Psychotherapie das Beherrschen der von Carls Rogers formulierten sogenannten therapeutischen Grundverhaltensweisen nennen, nämlich Empathie (einfühlendes Verstehen), Kongruenz (Echtheit) und Akzeptanz. Dies zeigt sich vor allen Dingen in den Formen der Rückmeldungen, die der Lauftherapeut nutzen sollte. Hierzu stellt Weber (1999, S. 42) insgesamt zwei Grundformen vor: 1.) Verhaltensbeobachtung, 2.) Einzel- und Gruppengespräche. Darüber hinaus betont er 3.) das Erfassen von Daten über Fragebögen bzw. Persönlichkeitsinventare und 4.) die Überprüfung der körperlichen Fitness. Bezogen auf die Verhaltensbeobachtungen bedeutet dies, dass der Kursleiter bzw. Lauftherapeut bewusst bzw. mehr oder weniger zufällig seine Klienten vor, während und nach dem Kurs beobachten und diese Beobachtungen dann mit dem Klienten thematisieren sollte.

Als Beispiel nennt Weber hier eine Frau, die regelmäßig an der Spitze der Gruppe läuft. Der Therapeut bittet diese Frau einmal am Ende der Gruppe zu laufen, und ihre Gefühle und Gedanken mitzuteilen, wie sie diese Position empfunden habe. Aus den Einzel- und Gruppengesprächen im Anschluss an die Lauftherapieeinheiten erfährt der Therapeut ständig, wie die Klienten die einzelnen Trainingseinheiten wahrnehmen und erleben. Dabei können die Klienten über ihre Fortschritte und Schwierigkeiten, über ihre Veränderungen und Probleme reden. Einzelgespräche zwischen Klient und Therapeut können dabei zu jeder Zeit, vor, während oder nach dem Training, stattfinden. Für das Gruppengespräch wird in der Regel ein eigener Termin anberaumt, zumeist 6–8 Wochen nach Beginn der Lauftherapie. Darüber hinaus begrüßt Weber den Einsatz eher klassischer psychodiagnostischer Fragebogenverfahren, z. B. zur Erfassung von Depression, Angst, psychosomatischen Beschwerden und Stress. Diese sollten jeweils vor und nach den 12 Wochen eingesetzt, ausgewertet und rückgemeldet werden. Zum einen bekommt der Klient damit eine visuelle Rückmeldung über seine Therapieerfolge. Zum anderen dienen diese Daten der internen Qualitätssicherung. Zur Überprüfung der körperlichen Fitness kommt der sogenannte Cooper-Test zur Erfassung der Ausdauerleistungsfähigkeit zum Einsatz. Der Cooper-Test misst, welche Strecke eine Person innerhalb von 12 Minuten zu laufen in der Lage ist.

1.3.6 Laufen als Gruppentherapie

Fördert Zugehörigkeits- und Geborgenheitsgefühl

Ausdauerndes Laufen in einem lauftherapeutischen Kontext erinnert oftmals durchaus an so etwas wie eine Encounter-Gruppe im Sinne des non-direktiven und Klienten-zentrierten Therapieansatzes nach Carl Rogers. Wenn sich also Personen in einer Gruppe treffen, um miteinander zu laufen, sind sie sich zunächst oftmals fremd. Der einzig verbindende Aspekt ist häufig die Motivation, etwas für seine Gesundheit zu tun. Manchmal läuft die Kommunikation der Teilnehmer untereinander zu Beginn etwas chaotisch. Durch das gemeinsame Laufen ergeben sich dann schnell Gespräche zwischen den Läuferinnen und Läufern. Die Teilnehmer beginnen einander zuzuhören. So entsteht eine Atmosphäre von offener Kommunikation und Interaktion. Dies führt oftmals zu großem Vertrauen. Ein solcher Kurs entwickelt sich dann sehr oft zu einer echten Gruppe mit einem gewissen Zusammenhalt, einem Zugehörigkeits- und Geborgenheitsgefühl. Die meisten Teilnehmer reden sich gegenseitig mit »Du« an, und man interessiert sich füreinander.

Gruppentherapie: kommunikative + soziale Kompetenzen

Dies sind exakt Prozesse, die man häufig in Selbsthilfegruppen bzw. den sogenannten Encounter-Gruppen beobachten kann. Der Lauftherapeut hat hier lediglich die Aufgabe, die Teilnehmer in der Erreichung ihrer persönlichen Ziele zu unterstützen. Ansonsten sollte der Lauftherapeut diese gruppendynamischen Prozesse nicht stören, sondern vielmehr unterstützen, indem er z. B. die Laufintensität so reguliert, dass solche Gespräche überhaupt erst möglich werden. Laufen in der Gruppe hat also immer etwas mit Begegnung und Austausch zu tun. Man nimmt Kontakt mit anderen Menschen auf und kommuniziert in einer ungezwungenen Umgebung miteinander. Die Teilnehmer lernen sich besser kennen, übernehmen Rollen und Verantwortlichkeiten und somit auch Funktionen für die Gruppe.

1.3.7 Lauftherapie und Beratung

Das Paderborner Modell der Lauftherapie sieht darüber hinaus durchaus auch als ein Ziel, dass Klienten im Rahmen dieses Settings Beratung suchen und diese auch erhalten. Dabei stehen natürlich die kommunikativen und sozialen Kompetenzen sowie die

Fähigkeit des Lauftherapeuten als Berater, seine Möglichkeiten und Grenzen korrekt einschätzen zu können, im Zentrum des Interesses. In diesem Zusammenhang führt Weber (1999, S. 47) erneut Carl Rogers und seine Methode der klientenzentrierten Gesprächsführung ins Feld. Das Besondere hierbei ist weniger die Tatsache, dass sie im Rahmen von Lauftherapie überhaupt in Erwägung gezogen wird, sondern vielmehr das Setting. Denn das Lauftherapiesetting impliziert andere Handlungssituationen und -muster als ein Sprechzimmer eines Psychiaters oder Psychotherapeuten. Auch die Beratungsinhalte werden sich sicherlich unterscheiden. Dies kann sich von einfachen sportspezifischen, trainingsbezogenen Problemen bis hin zu Themen der Lebens- und Partnerberatung erstrecken.

1.4 Zusammenfassung

Ob Lauftherapie mit Psychotherapie gleichzusetzen ist, wagen wir zu bezweifeln, da bis auf das hier schon beschriebene Rahmenkonzept von Weber einige Aspekte, die eine Psychotherapie kennzeichnen, nicht erfüllt sind. Eine Psychotherapie orientiert sich differenzierend immer auch an definierten Krankheitsbildern. Sie nutzt präzisierte therapeutische Anwendungsschemata. Eine Psychotherapie erbringt empirische Belege für die Wirksamkeit einer Behandlung, sie basiert auf einer fundierten, wissenschaftlichen Theorie und legt konkrete Qualifikationskriterien für einen Therapeuten fest. Insbesondere aus verhaltenstherapeutischer Sicht ist die therapeutische Hilfe für den Patienten immer eine »Hilfe zur Selbsthilfe«. Eine Psychotherapie ist sich immer möglichen Kontraindikationen bewusst und versucht mögliche Nebenwirkungen zu kontrollieren.

Einige dieser Kriterien sind im Lauftherapiekonzept von Weber (1999) schon umgesetzt (»Hilfe zur Selbsthilfe«, Qualifikationskriterien für Lauftherapeuten), die Entwicklung anderer dieser wichtigen Grundvoraussetzungen stehen noch aus (empirische Belege der Wirksamkeit, fundierte wissenschaftliche Theorie, Kontrolle von Nebenwirkungen). Somit kann aus unserer Sicht langsames Dauerlaufen einige psychotherapeutische Funktionen erfüllen, muss dies aber nicht zwangsläufig. Inwieweit Laufen eine Psychotherapie bereichern bzw. unterstützen kann, hängt offensichtlich stark mit der Ausbildung und der Kompetenz des Laufgruppenleiters zusammen.

Einige der notwendigen Kompetenzen lassen sich sicherlich erlernen (z. B. bestimmte Techniken der Gesprächsführung), andere jedoch sind personenimmanent. Erste Ideen diesbezüglich formulierten Weber (1990, 1999) sowie Bartmann (2002). Im Zentrum eines lauftherapeutischen Ansatzes steht somit im Wesentlichen der Fokus auf belastungsbedingte (körperliche) Erfahrungen, die dann reflektiv zu einer Auseinandersetzung des Individuums mit sich selbst und der Umwelt führen sollen. Dieser Prozess kann zunächst kognitive Bewertungsveränderungen bedingen, die in einem weiteren Schritt verhaltenswirksam werden können. Wenn das Ziel einer Psychotherapie das Auseinandersetzen mit sich und der Umwelt ist, dann ist körperliche Anstrengung auch eine Form des »Sich Spürens«. Wer auf der Suche nach sich selbst, sowohl seine Seele als auch seinen Körper ergründen möchte, kann eventuell auch mit der Methode des gezielten Lauftrainings seine körperlichen Grenzen erfahren, aber auch lernen, wie man diese Stück für Stück verschieben kann.

Diese Erfahrung verändert die subjektive Bewertung von Anforderungen und eigenen Fähigkeiten, stärkt das Kontrollempfinden und den Glauben an die eigene Stärke. Laufen stellt also eine Möglichkeit dar, um seinen Körper besser kennen und auch achten zu lernen. Um Verletzungen vorzubeugen, sollte man allerdings auf seine Körpersignale hören, um keine Überlastung zu verursachen.

Unter gezielter Anleitung sind in einer Lauftherapie körperliche Leistungen denkbar, die dem Patienten vorher als unmöglich erschienen sind und durch das Erreichen dieser körperlichen Erfolgserlebnisse können Selbstwert und der Glaube an sich selbst gesteigert werden.

Dieser Effekt hat wiederum positiven Einfluss auf die begleitende Psychotherapie und kann für den Therapieerfolg mit verantwortlich gemacht werden.

Literatur

Bartmann U (2002) Laufen und Joggen für die Psyche. Verlag Deutsche Gesellschaft für Verhaltenstherapie, Tübingen

Crandall RC (1986) Running: The consequences. Jefferson, McFarlnad, NC

Rieder H, Huber G, Werle J (Hrsg.) (1996) Handbuch Sport mit Sondergruppen. Hofmann, Schorndorf

Sachs ML, Buffone GW (1985) Running as therapy. An integrated approach. University of Nebraska Press, Lincoln

Weber A (1999) Das Paderborner Modell der Lauftherapie. In: Weber A (Hrsg.) Hilf Dir selbst: laufe! (S. 13–53). Junfermann, Paderborn

Weber A (Hrsg.) (1990) Bewegung braucht der Mensch. Langsamer Dauerlauf als Vehikel für gesünderes Leben. Spridon, Erkrath

Wirkungen von Ausdauerlaufen auf körperliche Parameter

Laufen hat viele verschiedene Wirkungen auf den Menschen. Zum einen zeigt es Auswirkungen auf die Physis, zum anderen hat es auch erheblichen Einfluss auf die Psyche. Im folgenden Abschnitt werden die wesentlichen Auswirkungen auf körperliche Parameter dargestellt.

Unter Ausdauertraining versteht man Trainingsprogramme und Trainingsformen, deren Ziel es ist, die Ausdauerfähigkeit zu erhöhen, also die Fähigkeit des Körpers, über einen ausgedehnten Zeitraum Leistung zu erbringen, oder kurz die sogenannte Ermüdungswiderstandsfähigkeit.

Reduziert Herzinfarktrisiko

Diese Trainingsform trägt wesentlich zur Entwicklung und Aufrechterhaltung eines guten körperlichen und psychischen Gesundheitszustandes bei (▶ Kap. 3). Betrachtet man den körperlichen Bereich, so wissen wir mittlerweile, dass Ausdauertraining positive Auswirkungen auf das Herz-Kreislauf-System hat, was sich in einer deutlichen Reduktion des Herzinfarktrisikos ausdrückt. Weitere positive Aspekte sind eine Stärkung des Immunsystems und sehr häufig eine Verbesserung des Blutbildes. Während im Breitensport mit dem Ausdauertraining eine der Gesundheit förderliche Fitness oder/und gegebenenfalls eine Gewichtsreduktion angestrebt wird, steht im Leistungssport die fortwährende Erhöhung der sportlichen Leistungsfähigkeit im Vordergrund. Der Athlet möchte seine Bestzeiten verbessern, um im Wettkampf bessere Platzierungen zu erzielen. Demzufolge stehen im Breitensport die Verbesserung des Fettstoffwechsels und die Erhöhung der aeroben Kapazität im Mittelpunkt.

Soll der Sport jedoch vornehmlich der Gewichtsreduktion dienen, sind hier Modifikationen vorzunehmen, die entgegen landläufiger Meinung zu einer optimalen Leistungsentwicklung im Widerspruch stehen.

Im Leistungssport wird das Ausdauertraining durch intensive Belastungsreize ergänzt bzw. erweitert, sportartspezifisches Training kommt hinzu. Hier sind vor allem die weitere Hebung der anaeroben Schwelle durch Training nach der Wiederholungs- und Intervallmethode zu nennen.

2.1 Wirkung von Laufen auf das Herz-Kreislauf-System

In Läuferkreisen sind oft die berühmten drei »L« zu hören: »*L*angläufer *l*eben *l*änger«.

Die Studie Paffenbarger et al. (1986) belegt, dass Menschen, die regelmäßig Sport treiben, z. B. Joggen, und dabei 2000 oder mehr Kilokalorien (2000 Kilokalorien/Woche entspricht z. B. einer halben Stunde tägliches Laufen, wenn man mit 9 km/h unterwegs ist.) verbrauchen, ein deutlich längeres Leben haben als vergleichbare Menschen, die nicht regelmäßig Sport treiben. Die Studie wurde über einen Zeitraum von 16 Jahren durchgeführt und hatte 17.000 Teilnehmer.

Wie kam es zu dieser Studie? Ausgangspunkt war die Problematik der »Bewegungsmangelerkrankungen«. Man meint damit die Krankheiten, die entstehen, wenn der Organismus des Menschen zu wenig Bewegung bekommt. Dies sind meist Herz-Kreislauf-Erkrankungen und Übergewicht.

Herz-Kreislauf-Erkrankungen sind am meisten in der Bevölkerung verbreitet. Optimale Bedingungen für eine Herz-Kreislauf-Erkrankung sind:

- Psychischer Stress
- Wenig Bewegung
- Hoher Zigarettenkonsum und
- Übergewicht

Senkt Ruhepuls um bis zu 20 Schläge/Minute

Dem entgegenwirken kann man, wenn man u. a. zu laufen beginnt. Das Laufen reizt den Körper und das Herz und zwingt somit beide, mehr Leistung zu bringen. Nach dem Laufen fällt die Leistungsfähigkeit ab und der Körper versucht sich zu regenerieren und auf das alte Ausgangsniveau bzw. darüber hinaus zu kommen. Diesen Anpassungsvorgang, Homöostase genannt, stellt einen ersten Trainingseffekt des Laufens dar. Dieser Trainingseffekt zeigt sich ganz deutlich in der Herzarbeit. Durch das regelmäßige Laufen sinkt der Ruhepuls um bis zu 20 Schläge pro Minute, das Schlagvolumen erhöht sich und dadurch verbessert sich das Herzminutenvolumen. Auf lange Sicht gesehen ersparen wir dem Herzen durch das Laufen enorm viel Arbeit. Die kurzfristige Mehrbelastung beim Laufen wird durch die Senkung des Pulses ausgeglichen (vgl. Bartmann, 2009, S. 15–17).

2.2 Wirkung von Laufen auf die Lunge

Die empfohlene Menge an Sauerstoff, die man täglich über 20 Minuten hinweg aufnehmen sollte, um gesund zu bleiben, beträgt zwei Liter pro Minute. Der Körper nimmt genau diese zwei Liter pro Minute bei einem langsamen Dauerlauf auf. Im Vergleich dazu nimmt der Körper im Ruhezustand einen viertel Liter und beim Spazierengehen einen halben Liter Sauerstoff pro Minute auf.

Der untrainierte Mensch nutzt das Fassungsvermögen seiner Lunge nur zu gut 75%.

Ausdauertraining hat in diesem Zusammenhang zwei positive Eigenschaften. Zum einen erhöht sich die Vitalkapazität, d. h. die Menge an Luft, die bei einem Atemzug ausgeatmet werden kann, zum anderen verringert sich die Größe des Restvolumens. Das Restvolumen ist die Menge an Atemluft, die bei einem Atemzug nicht ausgeatmet werden kann und somit in der Lunge zurückbleibt. Bartmann konnte diesen Effekt bereits 1989 in einer Studie nachweisen (vgl. Bartmann, 2009, S. 18).

2.3 Wirkung von Laufen auf das Körpergewicht

300 Kilokalorien pro 30 Minuten

Der Kalorienverbrauch beim Laufen ist mit 300 Kilokalorien pro 30 Minuten im Vergleich zu vielen anderen Sportarten recht hoch. Trotzdem erscheint es auf den ersten Blick gesehen schwer, allein durch das Laufen Körpergewicht zu verlieren. Man darf jedoch den sogenannten Nachbrenneffekt nicht außer Acht lassen. Mit Laufen ist in diesem Fall das aerobe Laufen gemeint, sprich man stellt dem Körper genügend Sauerstoff zur Verbrennung in den Muskeln durch die Atmung zur Verfügung. Der Kalorienverbrauch bleibt nach der körperlichen Aktivität noch bis zu drei Stunden auf dem gleichen Niveau wie während der sportlichen Belastung. Dadurch wird weiterhin Körperfett verbrannt. Dies geschieht jedoch nur dann, wenn ausreichend Sauerstoff zur Verfügung steht, denn um ein Kilogramm Körperfett zu verbrennen, werden ca. 2000 Liter Sauerstoff benötigt. Die erhöhte Sauerstoffaufnahme beim Laufen stellt also eine wichtige Bedingung zur Verbrennung von Körperfett dar.

»Fettverbrennende Muskeln« entstehen

Die allgemeine Energiezufuhr besteht beim Laufen am Anfang zum größten Teil aus Glykogen. Fette werden nur in ganz kleinen Mengen verbraucht. Je länger man jedoch läuft, desto mehr verschiebt sich die Energiebereitstellung in den Bereich der Fettverbrennung. Galloway (2000) fand heraus, dass sich durch Laufen »fettverbrennende Muskeln« entwickeln, die auch nach der körperlichen Aktivität noch einige Zeit lang Körperfett verbrennen. Dadurch kommt es auch zum sogenannten Nachschwitzen.

Eine weitere Wirkung von Laufen oder Ausdauersport im Allgemeinen ist, dass sich der Stuhlgang weitestgehend normalisiert und regelmäßig wird. Dadurch verliert man zusätzlich an Körpergewicht, ohne auf die Hilfe von Abführprodukten angewiesen zu sein. Am Anfang der körperlichen Aktivität stellt man sehr schnell fest, dass das Körpergewicht nach unten geht. Dies lässt sich damit erklären, dass der Körper nach und nach Fettgewebe abbaut und man dadurch an Gewicht verliert. Nach einer gewissen Zeit baut der Körper jedoch Muskelmasse auf, die im Vergleich zum Fettgewebe schwerer ist und man nimmt wieder etwas zu. Entscheidend ist hierbei, dass man nicht das Gewicht an sich sehen darf, sondern die Fülle. Dadurch verändert sich auch die Form des Körpers. Der Körper an sich wird athletischer. Möchte man allerdings mit einem Laufprogramm gezielt abnehmen, ist es sinnvoll, seine Ernährung umzustellen und sich eventuell professionelle Hilfe zu holen (vgl. Bartmann, 2009, S. 19–20).

2.4 Wirkung von Laufen auf verschiedene Anpassungsprozesse

Laufen bewirkt sehr viele verschiedene Anpassungsprozesse im Körper. Es nimmt Einfluss u. a. auf das Blutbild, das Muskelgewebe und die Blutfette. Das Muskelgewebe nimmt an Spannkraft und Beweglichkeit zu. Die Oberfläche des Muskelgewebes bleibt dadurch näher an den versorgenden Blutbahnen und die Ermüdbarkeit nimmt ab.

Die Blutfette im Körper, sofern diese erhöht sind, sinken durch das Laufen wieder in den Normalbereich. Zwei wichtige hier zu nennende Blutfette sind das LDL-Cholesterin und das HDL-Cholesterin. Das LDL-Cholesterin, es wird für Arteriosklerose, die Verkalkung der Blutgefäße, verantwortlich gemacht, sinkt durch das Laufen. Der HDL-Cholesterinspiegel wird durch das Laufen erhöht. Einem erhöhten HDL-Cholesterinspiegel wird eine Schutzwirkung zugeschrieben.

Laufen sorgt dafür, dass das Verhältnis von LDL- und HDL-Cholesterin im Körper stimmt.

Besseres Blutbild

Ein weiterer Effekt des Laufens ist ein besseres Blutbild. Es werden mehr Hämoglobin, mehr rote Blutkörperchen und mehr Blutplasma produziert. Damit steigt auch die Gesamtmenge an Blut im Körper. Das Hämoglobin nimmt Sauerstoff in der Lunge auf und bringt ihn in den Blutkreislauf. Je mehr Hämoglobin vorhanden ist, desto mehr Sauerstoff kann in der Lunge ausgetauscht werden. Ein erwachsener Mann kann sein Blutvolumen durch Ausdauertraining um bis zu 25% erhöhen.

Weiterhin scheint Laufen Menstruationsbeschwerden zu mindern. Darüber hinaus nimmt die Anfälligkeit für Infektionskrankheiten durch Laufen ab. Zudem hat Laufen einen positiven Einfluss auf Kopfschmerzen, Krampfadern, Kreislaufbeschwerden und körperliche Allgemeinbeschwerden (vgl. Bartmann, 2009, S. 17–21).

Literatur

Bartmann U (2009) Laufen und Joggen für die Psyche. Ein Weg zur seelischen Gelassenheit. DGVT, Tübingen

Galloway J (2000) Richtig Laufen mit Galloway. Meyer & Meyer, Aachen

Paffenbarger RS et al. (1986) Physical activity, all-cause mortality, and longevity of college alumni. New England Journal of Medicine, 314, 605–613

Wirkungen von Ausdauerlaufen auf psychische Parameter

Jeder, der es schon mal probiert hat, kennt das Gefühl: Wer sich mindestens 30 Minuten oder länger ausdauersportlich bewegt, fühlt sich danach besser als zuvor. Manch einer mag sogar einen Glückszustand darin erkennen. Wir wissen aber auch, dass dieser Zustand nicht viel länger als ein paar wenige Stunden andauert und dann wieder verschwindet. Somit ist von einer eher kurzfristigen Wirkung von ausdauersportlicher Aktivität auf das Wohlbefinden und somit evtl. auch auf einen subjektiv bewerteten Glückszustand durch und im Sport auszugehen.

Schwenkmezger (1993) gibt in seinem Kapitel zu psychologischen Aspekten des Gesundheitsports einen ersten Überblick zu Erklärungsmodellen nach Wirkmechanismen von sportlicher Aktivität auf kurzfristige, psychische Effekte. Dabei geht er von insgesamt neun verschiedenen Modellen aus, die sich je nach Wirkmechanismus allgemein oder sportspezifisch formulieren lassen. Er unterscheidet weiterhin physiologische Modelle von eher psychologischen Modellen und integriert als drittes die sogenannten Mischmodelle.

Erklärungsmodelle nach Schwenkmezger (1993)

- Physiologische Modelle:
  - Thermoregulationshypothese (bzw. das sog. physiologische Aktivierungsmodell)
  - Katecholaminhypothese
  - Endorphinhypothese

  Sowohl Katecholamin- als auch Endorphinhypothese zählt er zu den sportspezifischen Modellen, da der dort beschriebene Wirkmechanismus zwingend vom Vorliegen körperlicher Aktivität ausgeht.
- Psychologische Erklärungsmodelle:
  - Selbstwirksamkeitshypothese
  - Ablenkungshypothese (allgemein)
  - Wirksamkeit meditativer Bewusstseinszustände (sportspezifisch)
- Mischmodelle:
  - Kumulationsmodell (Kumulation verschiedener, vorher beschriebener Effekte)
  - Wirksamkeit unspezifischer Begleitumstände (Placebo)
  - Sog. zweidimensionales Aktivierungsmodell

Schwenkmezger (1993) erläutert in seinem Kapitel die einzelnen Modelle unter Bezugnahme auf die jeweiligen Primärquellen näher. An dieser Stelle soll dies jedoch nur in ganz wenigen Sätzen geschehen, da erstens diese Modelle auch schon 1993 lediglich als Hypothesen vorgestellt wurden und sich zweitens die Sichtweise auf diese Modelle komplett verändert hat. Darüber hinaus konnten einige dieser Einzelerklärungsversuche einer empirischen Prüfung nicht standhalten. Wie noch aufzuzeigen ist, wäre ein Alleinvertretungsanspruch einer einzigen Erklärung für diese positiven, kurzfristigen psychischen Veränderungen völlig illusorisch.

»Runner's High«

Die o. g. physiologischen Modelle gehen alle davon aus, dass die Entstehung von Wohlbefinden (oftmals wird auch der Begriff des »Runner's High« verwendet) eng mit physiologischen Prozessen verbunden ist. Bei der Thermoregulationshypothese wurde davon ausgegangen, dass durch körperliche Aktivität die Durchblutung peripherer Organe zunimmt und damit auch ein Körpertemperaturanstieg verbunden ist, der dann als entspannend und wohltuend erlebt wird. Die Katecholamin- und die Endorphinhypothese haben beide einen grundsätzlich ähnlichen Zugang. Beide Modelle postulieren entweder einen Anstieg von Katecholaminen oder eben eine vermehrte Ausschüttung von Endorphinen durch sportliche Aktivität. Stoffwechselprodukte von Katecholamin (wie z. B. Dopamin), aber auch das weithin bekannte Beta-Endorphin sollen dann im limbischen System für die Veränderung negativer Stimmungszustände verantwortlich sein.

Die Selbstwirksamkeitshypothese basiert auf der Annahme von Bandura, dass es durch sportliche Aktivität zu individuellen, subjektiven Kontrollerfahrungen kommen kann. Das Individuum lernt, dass es im und durch Sport Barrieren überwinden kann. Diese Erfahrung bewirkt dann, dass »man sich besser fühlt«.

Die Ablenkungshypothese geht davon aus, dass ein aktuell sportlich aktiver Mensch, sich vom alltäglichen Stress ablenken – also »auf andere Gedanken kommen« – kann. Wir werden diese wie auch die folgende – nämlich die Hypothese der Wirksamkeit meditativer Bewusstseinszustände (bzw. die sog. Flow-Erfahrungen) – im Zusammenhang mit einem komplexeren Modell noch einmal aufnehmen.

Die Hypothese der Kumulation verschiedener Effekte ist selbsterklärend. Im Prinzip sollen alle vorher genannten Prozesse zusammenwirken und so zu einem verbesserten Wohlbefinden führen. Bei der Wirksamkeit unspezifischer Begleitumstände geht man davon aus, dass es eben nicht das Sporttreiben ist, was zu einem »Sich besser fühlen« führt, sondern die Begleitumstände, wie z. B. die Anwesenheit einer netten Übungsleiterin. In den vergangenen 13 Jahren sind nun einige dieser Theorien empirisch auf den Prüfstand gekommen. Darüber hinaus haben sich neue Theorien bzw. Erklärungshypothesen entwickelt. Insgesamt gesehen verbleiben aus heutiger Sicht lediglich zwei Theorien, die allerdings einige Ideen bzw. Ansätze aus den vorher erläuterten Hypothesen integriert haben.

Transiente Hypofrontalitätshypothese

Darüber hinaus existiert mit der Transienten Hypofrontalitätshypothese (Dietrich, 2004, 2006) eine neue und komplexere Sicht auf die Wirkungsweise von sportlicher Aktivität auf kurzfristige Verbesserung des Wohlbefindens bzw. zu veränderten Bewusstseinszuständen.

Worüber sprechen wir also? Pargman und Baker beschreiben diese Empfindung als

> » … euphoric sensation, experienced during running, usually unexpected, in which the runner feels a heightened sense of well-being, enhanced appreciation of nature, and transcendence of barriers of time and space. (Pargman & Baker 1980, 342) «

Es wird deutlich, dass sich eine solch weite Definition und fast esoterische Beschreibung dieses Zustands nicht eignet, um eine einzige operationale Definition zu entwickeln oder sogar eine empirisch überprüfbare Hypothese abzuleiten. Es macht also Sinn darüber nachzudenken, wie sich eine etwas eingegrenztere Operationalisierung entwickeln lässt, die sich u. a. über das Verhalten quantifizieren lässt. Hierzu würde z. B. ein schmerzfreier oder stark entspannter Zustand zählen. Diese Zustände ließen sich auf einer empirischen Basis sehr viel besser operationalisieren, als die weithin bekannten mythischen und teilweise verklärten Selbstberichte.

Kommen wir aber zum eigentlichen Thema zurück. Wie kann also eine motorisch sehr einfache Tätigkeit wie z. B. das Dauerlaufen zu einer solchen Erfahrung führen? Was geschieht im Gehirn, wenn man bei einer bestimmten Herzfrequenz einen Schritt vor den anderen setzt? Die wohl populärste und am weitesten verbreitete Erklärung hierfür bietet die schon vorher genannte Endorphintheorie, die davon ausgeht, dass der Neurotransmitter Beta-Endorphin während sportlicher Aktivität im Gehirn entsteht und im limbischen System zu diesen euphorischen Zuständen führt. Es existieren allerdings eine Reihe schwerwiegender methodischer, diagnostischer sowie Plausibilitätsprobleme mit dieser Hypothese und sie gilt mittlerweile weitestgehend als widerlegt (Dietrich & McDaniel, 2004; Stoll, 1997; Stoll & Stoll, 1996).

In den vergangenen Jahren haben namhafte Neurowissenschaftler wie u. a. Huda Akil und einer der »Urväter« der Endorphinforschung, Solomon Snyder (Snyder war Co-Autor in der Publikation, die erstmals die Existenz von Opiatrezeptoren berichtete), dieses Erklärungsmodell als »overly simplistic«, »poorly supported by scientific evidence«, und »myth perpetrated by pop culture« beschrieben (Kolata, 2002).

Neuere Studien bringen weitere, u. E. vielversprechende »Kandidaten« ins Spiel – die Endocannabinoide. Das Endocannabinoid-System umfasst die Cannabinoid-Rezeptoren CB1 und CB2 mit ihren natürlichen Liganden und den nachgeschalteten intrazellulären Signalverarbeitungs- und Effektormechanismen. CB1-Rezeptoren sind im Gehirn ungleichmäßig verteilt und besonders stark in Hirnbereichen konzentriert, die beispielsweise eine Bedeutung bei der Koordination von Bewegungen, bei der Verarbeitung von Sinneseindrücken sowie bei der Schmerzverarbeitung und bei Gedächtnisprozessen haben. Dies steht in Übereinstimmung mit den bekannten akuten Wirkungen von Marihuana, also totale Entspannung, Veränderung der Muskelkoordination, Intensivierung von Sinneseindrücken, Schmerzlinderung und Veränderungen kognitiver Informationsverarbeitungsvorgänge.

Russo (2004) konnte zeigen, dass die Aktivierung des Endocannabinoid-Systems nachweislich zu sehr intensiven subjektiven Erfahrungen, zu Schmerzlinderung sowie zu verringerter situativer Ängstlichkeit, einem Zustand der ruhigen Introspektion, einem allgemeinen Wohlbefinden und der Empfindung des Verlusts der Wahrnehmung von Zeit und Raum führt.

Die Wirkdauer der bisher bekannten Endocannabinoide bewegt sich im Bereich von einigen Minuten, ist also wesentlich kürzer als die der pflanzlichen Cannabinoide. Sie werden von den Körperzellen offenbar in unmittelbarer Umgebung ihres Wirkortes abgegeben und von bestimmten Enzymen vergleichsweise rasch wieder zu unwirksamen Substanzen abgebaut oder wieder in die Zellen aufgenommen. Als die o. g. Rezeptoren entdeckt wurden, war es nur eine Frage der Zeit, bis Wissenschaftler auf die erfolgreiche Suche nach Endocannabinoid-Rezeptoren gegangen sind (Matias, et. al., 2002) und schließlich den letzten kleinen Schritt gingen, um herauszufinden, ob denn sportliche Aktivität das Endocannabinoid-System »anschalten« kann. Genau dies gelang Sparling et al. (2003). Diese Erkenntnis führt uns nun zur Spekulation, dass das sog. »Exerciser's High« möglicherweise eher ein »Cannabinoid High« ist (vgl. Dietrich, 2007).

An dieser Stelle sei jedoch erneut auf eine vorsichtige Betrachtung hingewiesen, denn es ist u. E. eher unwahrscheinlich, dass ein solch komplexes Erleben auf eine einzige Veränderung in einem kleinen Neurotransmitter-System zurückzuführen ist. Es ist wohl wahrscheinlicher, dass eine neuronal betrachtet sehr komplexe Aktivität wie das Laufen mehrere Veränderungen in verschiedenen Neurotransmitter-Systemen zur Folge hat.

3

Zusätzlich zur eher neurochemischen Endocannabinoid-Hypothese kann die Transiente Hypofrontalitätshypothese (THH) exakt die bislang behandelten Wohlbefindenseffekte erklären. Wir wissen mittlerweile, dass sportliche Aktivität massiv die neuronale Aktivität in den Hirnarealen des motorischen und sensorischen Kortex sowie in den autonomen Regionen erhöht (Sokoloff, 1992, Vissing et al., 1996). Entgegen der bislang so populären Annahme, steigt die Sauerstoffversorgung des Gehirns während sportlicher Aktivität nicht (Ide & Secher, 2000).

Die THH argumentiert nun wie folgt: Große Muskelmassen sind notwendig, um einen Sportler in Bewegung zu bringen. Hierzu leistet das Gehirn entsprechende Rechenleistung und es kommt zu einer sehr starken Aktivierung vieler Hirnareale. Da das Gehirn in dieser Situation der sportlichen Aktivität nur über einen begrenzten metabolischen Haushalt verfügt, führt diese massive Aktivierung großer Hirnareale zu einer schweren Belastung der kognitiven Ressourcen zur Informationsverarbeitung. Wenn die Energie begrenzt ist, dann kann eine neuronale Struktur nur auf Kosten einer anderen arbeiten. Und dies führt eben dazu, dass Verschiebungen von Ressourcen zu den sensorischen, motorischen und autonomen Hirnarealen während körperlicher Aktivität stattfinden. Dies hat zur Folge, dass es dann begleitend zu einer vorübergehenden Verringerung der neuronalen Aktivitäten in den Strukturen, die für die Steuerung der körperlichen Aktivität nicht zwingend notwendig sind, kommt.

Mentale Prozesse während körperlicher Aktivität eingeschränkt

Das Gehirn reguliert also neuronale Strukturen herunter, die beispielsweise für die höheren, kognitiven Aufgaben sowie für die emotionale Informationsverarbeitung zuständig sind, und die im vorderen Stirnlappen repräsentiert sind. Dieses Herunterregulieren des präfrontalen Kortex, der zuständig für das Funktionieren der höheren, kognitiven Zentren ist, kann einiges von den eingangs beschriebenen Phänomen des Runner's High erklären: Schmerzlinderung, der Verlust der Wahrnehmung von Zeit und Raum, fließende Aufmerksamkeit, und ein Gefühl von Enthemmtheit. All dies sind Symptome von präfrontaler Hypofunktion. Daraus ableitend könnte man vorhersagen, dass mentale Prozesse, die im Wesentlichen im präfrontalen Kortex stattfinden, also beispielsweise Arbeitsgedächtnisfunktionen, bewusste Informationsverarbeitung sowie exekutive Aufmerksamkeitsregulation während ausdauernder, intensiver körperlicher Aktivität nicht mehr oder nur eingeschränkt ablaufen können. Und dies konnte tatsächlich empirisch nachgewiesen werden (Dietrich & Sparling, 2004).

Die Hypothese, dass ein sportinduzierter Zustand der transienten frontalen Hypofunktion existiert, könnte dann auch darüber hinausgehende, eher langfristige Effekte im Bereich der Angstreduktion oder Depressionsminderung erklären (vgl. Baxter, 1990, Mayberg, 1997). Während andauernder sportlicher Aktivität kann diese exzessive neuronale Aktivität im Gehirn nicht lange aufrecht erhalten werden. Das Gehirn muss dann zwangsläufig in einem solchen »sicheren Modus« fahren, um eben die Areale weiter aktiv zu halten, die notwendig sind für die Berechnung und Steuerung der mit der sportlichen Aktivität verbundenen Prozesse. Dies sind vor allen Dingen die motorischen und sensorischen Kortexareale, einige Bereiche im Zwischenhirn wie Teile des Hippocampus und der Basalganglien sowie des Kleinhirns. Die höheren kognitiven Zentren, die im Wesentlichen für kognitives, subjektives Widerspiegeln, Informationsverarbeitung, Planungs- und Problemlöseprozesse verantwortlich sind, werden herunterreguliert. Und genau diese Areale sind bei depressiven und Angstpatienten symptomatisch hyperaktiv. Intrusionen, negative Selbstgespräche und sich ständig wiederholende kognitive Planungs- und Problemlöseversuche dominieren die kognitive Aktivität dieser Patienten. Durch sportliche Aktivität werden diese Areale aufgrund der o. g. hirnphysiologischen Prozesse »einfach« herunterreguliert.

Dietrich (2006) bringt es auf den Punkt:

» Der psychologisch-gesundheitliche Gewinn, den der Mensch aus regelmäßiger, sportlicher Aktivität erzielt liegt im Wesentlichen in dem Aufwand, den das Gehirn aufbringen muss, um eine Aktivierung großer Muskelgruppen zu bewerkstelligen. (Dietrich 2006, 79–83) «

Depressionsmindernde Effekte auf Laufband

Die THH ist noch relativ jung und findet gerade erst Anerkennung in der Kognitiven Psychologie, aber auch in den Bereichen der Psychotherapie sowie in der gesundheitsorientierten Sportpsychologie. So gelang es z. B. Reinhardt, Wiener, Heimbeck, Stoll, Lau und Schliermann (2008) basierend auf den Prinzipien der THH Flow-Zustände bei depressiven Patienten durch Belastung auf einem beanspruchungsorientierten Laufband gezielt zu erzeugen und somit zumindest kurzfristig einen depressionsmindernden Effekt bei den Patienten zu erzielen.

» **Zusammenfassend lässt sich feststellen, dass es aktuell zwei tragfähige Erklärungsmodelle zu den kurzfristigen, positiven Stimmungsveränderungen, die mitunter auch als Glück wahrgenommen werden, durch intensive sportliche Aktivität gibt: Endocannabinoid-Hypothese und Transiente Hypofrontalitätshypothese.**

Die Endocannabinoid-Hypothese geht davon aus, dass sportliche Aktivität dieses Neurotransmitter-System aktivieren kann, was dann zu den bekannten Effekten führt. Die Transiente Hypofrontalitätshypothese, einem Ansatz aus der kognitiven Neuropsychologie, postuliert eine Herunterregulierung präfrontaler Hirnregionen durch sportliche Aktivität. Damit verbunden ist eine Verminderung bewusster, kognitiver Prozesse, wie sie beim »Grübeln« und Problemlösen auftreten (Ablenkungshypothese), sowie der Verlust von Raum- und Zeitwahrnehmung und dem Gefühl einer dahinfließenden Aktivität ohne bewusste Anstrengung (Meditative Bewusstseinszustände/Flow-Erfahrungen).

Literatur

Baxter LR (1990) Brain imaging as a tool in establishing a theory of brain pathology in obsessive-compulsive disorder. Journal of Clinical Psychiatry, 51 (Suppl.), 22–25

Dietrich A (2004) Neurocognitive mechanisms underlying the experience of flow. Consciousness and Cognition, 13, 746–761

Dietrich A (2006) Transient hypofrontality as a mechanism for the psychological effects of exercise. Psychiatry Research, 145, 79–83

Dietrich A, McDaniel FW (2004) Cannabinoids and exercise. British Journal of Sports Medicine, 38, 50–57

Dietrich A, Sparling PB (2004) Endurance exercise selectively impairs prefrontal-dependant cognition. Brain and Cognition, 55, 516–524

Ide K, Secher NH (2000) Cerebral blood flow and metabolism during exercise. Progress in Neurobiology, 61, 397–414

Kolata G (2002) Runner's High? Endorphins? Fictions say some scientists. The New York Times, May, 21, p, D1

Matias I, Pochard P, Orlando P, Salzet M, DiMarzo V (2002) Presence and regulation of the endocannabinoid system in human dendritic cells. European Journal of Biochemistry, 269, 3771–3778

Mayberg HS (1997) Limbic-cortical dysregulation: A proposed model of depression. Journal of Neuropsychiatry and Clinical Neuroscience, 9, 471–481

Pargman D, Baker M (1980) Running High: Enkephalin indicted. Journal of Drug Issues, 10, (3), 341–349

Reinhardt C, Wiener S, Heimbeck A, Stoll O, Lau A, Schliermann R (2008) Flow in der Sporttherapie der Depression – ein beanspruchungsorientierter Ansatz. Bewegungstherapie und Gesundheitssport, 24, 147–151

Russo EB (2004) Clinical Endocannbinoid Deficency (CECD): Can this concept explain therapeutic benefits of cannabis in migraine, fibromyalgia, irritable bowel syndrome and other treatment-resistant conditions? Neuroendocrinological Letters, 25, 31–39

Schwenkmezger P (1993) Psychologische Aspekte des Gesundheitssports. In: Gabler H, Nitsch JR, Singer R (Hrsg.) Einführung in die Sportpsychologie, Teil 2: Anwendungsfelder (S. 204-221). Hofmann, Schorndorf

Sokoloff L (1992) The brain as a chemical machine. Progress in Brain Research, 94, 19–33

Stoll O (1997) Endorphine, Laufsucht und Runner's High. Aufstieg und Niedergang eines Mythos. Leipziger Sportwissenschaftliche Beiträge, 28 (1), 102–121

Stoll O, Stoll M (1996) Endorphine – Schmerzkiller und Wunderdroge. Wunsch oder Wirklichkeit. In: Conzelmann A, Gabler H, Schlicht W (Hrsg.) Soziale Interaktionen und Gruppen im Sport. Bps, Köln. S. 137–145

Vissing J, Anderson M, Diener MH (1996) Exercise-induced changes in local cerebral glucose utilization in the rat. Journal of Cerebral Blood Flow and Metabolism, 16, 729–736

Ausdauerlauf als Therapie – der aktuelle Stand der Forschung

Neumann und Frasch (2008) bewerten den aktuellen Forschungsstand hinsichtlich der Lauftherapie als eher gering bis mäßig ausgearbeitet. Das Therapiemodul »Sport und Bewegungstherapie« (einschließlich des Ausdauerlaufens) ist zwar integrierter Bestandteil im Behandlungsangebot psychiatrischer Kliniken und über deren vielfältige positive Wirkungen auf psychische Störungen wird berichtet, jedoch können die angewandten Methoden im Kontext der Behandlung psychiatrischer und psychischer Erkrankungen (noch) nicht als evidenzbasierte Therapien gelten – kontrollierte Studien finden sich im Wesentlichen nur für depressive Erkrankungen. Verschiedene Autoren (Haffmanns et al., 2006; Blumenthal et al., 2007; Knubben et al., 2007) bewerten die Evidenzbasierung für Bewegungstherapie im Kontext psychischer Erkrankungen als (noch) schwach.

Bewegungstherapie ist »vielleicht« (Lawlor & Hopker, 2001 in Blumenthal et al., 2007) eine effektive Behandlungsmethode – abschließende Evidenz dafür steht noch aus (Blumenthal et al., 2007; Knubben et al., 2007). Der ausschlaggebende Grund dafür ist die teilweise mangelhafte Qualität der Studien. Diese ist gekennzeichnet durch methodische Fehlerquellen wie z. B. ein fehlendes follow-up (Blumenthal et al., 2007) oder eine zu geringe Probandenzahl (Nabkarson et al., 2005). Lücken im Forschungsstand stellen zum einen die klinische Anwendung als auch die Untersuchung der Langzeiteffekte der Bewegungstherapie (Blumenthal et al., 2007) dar.

Es besteht Aufklärungsbedarf

Im therapeutischen Alltag liegen für die Bewegungstherapie einschließlich der Lauftherapie keine indizierten Einsatzfelder und konsequente Anwendungsrichtlinien (Dunn et al., 2005) wie z. B. in der Psycho- oder Pharmakotherapie vor. Es besteht noch Aufklärungsbedarf, wie körperliche Aktivität – im besonderen die Lauftherapie – auf die Psyche wirkt. Diesem Bedarf nimmt sich das vorliegende Handbuch an!

Die momentane Datenlage ist eher spärlich und in ihren Aussagen uneinheitlich. Dem Ausdauerlauf als Therapie wird in einigen Studien ein großes Wirkpotenzial (Neumann & Frasch, 2008; Brené et al., 2007; Blumenthal et al., 2007; Knubben et al., 2007) bescheinigt, in anderen (Haffmanns et al., 2006) kann dieser positive Effekt nicht bestätigt werden.

Als mögliche Wirkmechanismen der Lauftherapie stehen verschiedene Hypothesen zur Debatte (Haffmanns et al., 2006). Diese werden unterteilt in biologische (Neumann & Frasch, 2008; Brené et al., 2007) und psychologische Erklärungsmodelle (Haffmanns et al., 2006). Die biologischen Modelle thematisieren die Wirkung der Lauftherapie auf Körperfunktionen und -strukturen; die psychologischen Modelle den Effekt auf psychische Parameter und Ich-Strukturen der Person wie z. B. die Selbstwirksamkeit (Haffmanns et al., 2006) und ein verbessertes Selbstkonzept (Blumenthal et al., 2007). Studien, die sich mit den Wirkmechanismen der Lauftherapie beschäftigen, liegen hier für die biologischen Erklärungsmodelle vor und sollen nachfolgend kurz dargestellt werden. Andere Forschungsarbeiten schlagen zwar mögliche Wirkmechanismen vor (Blumenthal et al., 2007, oder Haffmanns et al., 2006), beschäftigen sich aber nicht weitergehend mit dieser Frage. Ziel dieser Studien ist vorrangig, den Effekt der Lauftherapie zu belegen, ohne auf den Hintergrund der Wirkung einzugehen.

Laufen aktiviert gehirneigenes Belohnungssystem

Ziel der Autoren Neumann und Frasch (2008) und Brené et al. (2007) ist es, die Bedeutung der Lauftherapie basierend auf Erkenntnissen der neurowissenschaftlichen Grundlagenforschung herauszustellen. Auch Brené et al. (2007) beschäftigen sich mit der Frage, inwieweit Lauftherapie auf Strukturen und Funktionen des Gehirns einwirkt. In tierexperimentellen Studien konnte gezeigt werden, dass es durch »aerobe dynamische Dauerleistungen« (= Lauftherapie) zur vermehrten Genexpression neurotropher Faktoren (u. a. BDNF) kommt und der Stoffwechsel zerebraler Monoamine angeregt wird (Neumann & Frasch, 2008). Brené et al. (2007) konnten im Tierversuch nachweisen, dass durch Laufen das gehirneigene Belohnungssystem aktiviert wird und es zur Ausschüttung des angenehm wirkenden Botenstoffes Dopamin kommt – somit wirkt Laufen antidepressiv und allgemein stimmungsaufhellend. Diese Wirkungen im Hirnstoffwechsel des Menschen könnten einen wertvollen Beitrag zur psychischen Gesundheit des Betroffenen leisten. Somit könnte Lauftherapie, durch die Anregung der adulten Neurogenese, Strukturen und Funktionen der kognitiven Leistungsfähigkeit erhalten und verbessern (Neumann & Frasch, 2008) und durch die Stimulation der Dopaminausschüttung antidepressive Effekte entfalten (Brené et al., 2007).

Kurz gefasst trägt Lauftherapie somit zur positiven Beeinflussung der emotionalen und psychischen Gesundheit des Menschen bei.

Erkrankungen wie Depressionen, Demenz (Neumann & Frasch, 2008) oder Abhängigkeitserkrankungen (Brené et al., 2007) könnten davon entscheidend profitieren. Dieser Wirkmechanismus konnte bisher nur in Tierversuchen nachgewiesen werden, aber eine Übertragung auf die Humanbiologie erscheint durchaus möglich.

Im Gegenzug dazu ist das therapeutische Potenzial der Lauftherapie in Hinblick auf die Verbesserung der physischen Gesundheit gesichert – Lauftherapie wirkt den Faktoren des metabolischen Syndroms entgegen, hat einen positiven kardioprotektiven Effekt und ist eine allgemein gesundheitsfördernde Maßnahme (Neumann & Frasch, 2008). Des Weiteren können therapeutische Effekte auf onkologische Erkrankungen nachgewiesen werden (Knubben et al., 2007). Ohne Zweifel hat Lauftherapie eine Verbesserung der körperlichen Leistungsfähigkeit und somit eine positive Wirkung auf den allgemeinen Fitnesszustand einer Person zur Folge (Nabkarson et al., 2005).

4.1 Übersicht vorliegender Studien zum Thema Lauftherapie

4.1.1 Blumenthal et al. (2007)

»Exercise and pharmacotherapy in the treatment of major depressive disorder« (MDD)

- **Forschungsdesign**
  - 4-armiges RCT (supervised exercise, home-based exercise = aerobes Ausdauertraining (Walking, Jogging) sertraline, placebo pill)
  - Dauer: 16 Wochen
  - 202 Patienten mit MDD (im Schnitt HAM-D <23; = mild bis moderate MDD)
  - Outcome measures: Ausdauertest, BDI, HAM-D

- **Forschungsfrage**
  - Ist der Effekt von körperlicher Aktivität dem der Behandlung mit Antidepressiva ähnlich?
  - Verringern sich die Depressionswerte der Aktivitätsgruppen mehr im Vergleich zur Placebo-Behandlung?

Verringern sich die Depressionswerte?

- **Ergebnisse**
  - Remissionsraten (= HAM-D <8):
    - Supervised: 45%
    - Home-based: 40%
    - Sertraline: 47%
    - Placebo: 31%
  - Effekt von Ausdauertraining ist mit dem von Sertraline vergleichbar

- Ausdauertraining und Sertraline effektiver als Placebo
- Kein statisch signifikanter Unterschied zwischen den beiden Ausdauertrainingsformen und zwischen Aktivität vs. Sertraline
- Nebenwirkung von Sertraline größer
- Supervised-Gruppe: größte Verbesserung in VO_2 max.

▪ **Diskussion**
- Studie bestätigt frühere Forschungsergebnisse und ist die erste, die eine Placebo-Kontrollgruppe einsetzt.
- Zwischen supervised/home-based bestehen nur geringe Unterschiede.
- Grenzen: zu wenig Teilnehmer (besser: 300 Patienten pro Gruppe).
- Zu beachten: die Teilnehmer wollten alle in die »exercise«-Gruppe!
- Noch zu erforschen ist die klinische Übertragbarkeit und die Langzeiteffekte von Ausdauertraining.

4.1.2 Brené et al. (2007)

»Running is rewarding and antidepressive«

▪ **Forschungsdesign**
- Übersichtsarbeit: experimentelle Befunde aus Tierversuchen

▪ **Forschungsfrage**
- Welche Vorgänge im Gehirn werden durch »running« ausgelöst?

Welche Vorgänge im Gehirn werden ausgelöst?

▪ **Ergebnisse**
- Natürliche Verhaltensweisen (Essen, Trinken, Sex, körperliche Aktivität…) aktivieren Belohnungssystem (Ausschüttung von Dopamin) im Gehirn.
- Das Gleiche wird durch Drogen ausgelöst; neurobiologische Erklärung für Depression: Belohnungssystem des Gehirns funktioniert nicht optimal.
- Antidepressiva (genauso wie »running«) erhöhen die Neurogenese im Hippocampus/Ausbreitung neuer Zellen.

▪ **Diskussion**
- »Running« aktiviert Belohnungssystem im Gehirn und wirkt als Antidepressivum.

- Um »running« als neuartige Behandlungsmethode bei Depression/Drogenabhängigkeit etablieren zu können, müssen die zugrunde liegenden neurochemischen und morphologischen Effekte im Gehirn noch genauer untersucht werden.

4.1.3 Dunn et al. (2005)

»Exercise treatment for depression«

Forschungsdesign

- 5-armiges RCT:
  - LD/3
  - LD/5
  - PHD/3
  - PHD/5
  - KG (Stretching, 3-mal/Woche à 15–20 Minuten)

    LD: low dose; 7 kcal/kg/Woche; PHD: public health dose; 17,5 kcal/kg/Woche
- Aerobes Ausdauertraining auf Laufband oder Ergometer. Dauer: 12 Wochen.
- 80 Patienten mit majorer Depression (20–45 Jahre, Großteil weiblich).
- Outcome measures:
  - HRSD 17 (Hamilton Rating Scale for Depression)
  - Response (50% Reduzierung der Symptome)
  - »Heilung« (HRSD <7)

Forschungsfrage

Effiziente Behandlungsmethode bei mild-moderater Depression?

- Ist körperliche Aktivität eine effiziente Behandlungsmethode für Patienten mit mild-moderater Depression?
- Wie gestaltet sich die Dosis-Wirkungs-Beziehung?

Ergebnisse

- In allen Gruppen Rückgang der Werte; doch: größter signifikanter Rückgang in PHD-Gruppen; kein signifikanter Unterschied zwischen PHD/3 und PHD/5.
- Größte Response-Rate für PHD/5; größte Remissionsrate für PHD/3.

Diskussion

- Es gibt wissenschaftliche Evidenz für Ausdauertraining; dieses reduziert Symptome einer mild-moderaten Depression.

- Dosis entspricht allgemeinen Public-Health-Empfehlungen; weniger ist nicht effektiv; ob 3- oder 5-mal/Woche ist »egal«, es zählt der Gesamtenergieverbrauch.
- Response/Remissionsraten entsprechen denen von Medikamenten/Kognitiver Verhaltenstherapie.

4.1.4 Haffmans et al. (2006)

»Comparing running therapy with physiotraining therapy in the treatment of mood disorders«

Forschungsdesign

- RCT; Running therapy (RT)
- Physiotraining therapy (PT)
- Control
- 41 Patienten mit depressiver Symptomatik in einer psychiatrischen Tagesklinik
- Dauer: 12 Wochen
- Messungen: Baseline, nach 6 und 12 Wochen
- Vergleicht zwei verschiedene Formen von körperlicher Aktivität und deren Auswirkung auf Depressionswerte und physische Parameter.

Forschungsfrage

- Welche Form der körperlichen Aktivität (RT/PT) ist effektiver in der Behandlung von Depressionen?

Was ist bei Depressionen effektiver?

Ergebnisse

- Nach 6 Wochen keine signifikanten Unterschiede zwischen RT und PT.
- Nach 12 Wochen signifikante Verbesserung in der PT-Gruppe (Depressionswerte gesunken, physische Parameter leicht verbessert).
- RT führt zu keiner signifikanten Verbesserung.

Diskussion

- Gründe für besseres Abschneiden der PT: RT zu wenig strukturiert, zu sehr von Motivation des Einzelnen abhängig.
- PT wird auch von Patienten besser bewertet.

4.1.5 Knubben et al. (2007)

»A randomised, controlled study on the effects of a short-term endurance training programme in patients with major depression«

- **Forschungsdesign**
  - 2-armiges RCT (Laufbandtraining vs. Placebo Stretching/Entspannung)
  - 38 Patienten mit majorer Depression, die Antidepressiva nehmen
  - Körperliche Aktivität = Zusatz zur traditionellen Therapie
  - Dauer der Intervention: 10 Tage (tägliches Training)
  - Outcome measures:
    - BRMS (Bech-Rafaelsen Melancholia Scale, objektiv)
    - CES-D (Center of Epidemiologic Studies Depression Scale, subjektiv)
    - Dauer des Krankenhausaufenthalts

- **Forschungsfrage**
  - Evaluation der Kurzzeiteffekte von aerobem Ausdauertraining (Walking)

Ergebnis: signifikant geringere Depressionswerte durch Walking

- **Ergebnisse**
  - Signifikant geringere Depressionswerte in der Walking-Gruppe (BRMS + CES-D)
  - Dauer des Krankenhausaufenthalts bei Walking-Gruppe kürzer, doch Unterschied nicht signifikant.

- **Diskussion**
  - Ausdauertraining ist sinnvolle zusätzliche Therapie, v. a. in den ersten 3 Wochen der Behandlung, da Antidepressiva lange Latenzzeit haben.
  - Grenzen: Geringe Anzahl der Probanden; keine Aussage zu Langzeiteffekten enthalten.

4.1.6 Nabkarson et al. (2005)

»Effects of physical exercise on depression, neuroendocrine stress hormones and physiological fitness in adolescent females with depressive symptoms«

- **Forschungsdesign**
  - 2-armiges RCT (Gruppe A: mildes Jogging in der Gruppe vs. B: »usual daily activities« = keine Behandlung).
  - 49 weibliche Teilnehmer (18–20 Jahre) mit mild-moderaten depressiven Symptomen.
  - Outcome measures:
    - CESD-Skala
    - Cortisol
    - Epinephrine
    - Fitness (HF, VO_2 max., Lungenkapazität)
  - Dauer: 16 Wochen, nach 8 Wochen Wechsel von A zu B und umgekehrt

- **Forschungsfrage**
  - Verbessert regelmäßige körperliche Aktivität physiologische und psychologische Parameter in jungen Frauen mit depressiven Symptomen?

- **Ergebnisse**
  - Signifikanter Rückgang von CESD-Werten.
  - Cortisol und Epinephrine und signifikante Verbesserung der Fitnessparameter in Gruppe A nach 8 Wochen Training
  - Während Phase 2 erhöhen sich CESD-Werte wieder.
  - Gruppe B: während Phase 1 keine signifikante Verbesserung von CESD, danach signifikante Verbesserung.
  - CESD-Werte verringern sich signifikant in den Bereichen »Affekte« und »Beziehungen zu anderen«.

- **Diskussion**
  - Körperliche Aktivität mildert signifikante depressive Symptome.
  - Meist treten depressive Symptome schon in Adoleszenz auf!
  - Sozialer Aspekt in der Gruppe als »Antidepressivum« möglich.
  - Ausdauertraining reduziert Stresshormone, die zur Ausbildung einer Depression beitragen.
  - Depressive Patienten sind oft »Nichtbeweger«, daraus entstehen Bewegungsmangelkrankheiten; schon allein aus diesem Grund ist ein Ausdauertraining sinnvoll.

Depressive Patienten oft »Nichtbeweger«

4.1.7 Neumann, Frasch (2008)

»Neue Aspekte zur Lauftherapie bei Demenz und Depression – klinische und neurowissenschaftliche Grundlagen«

- **Forschungsdesign**
  - Übersichtsarbeit: empirische Daten und experimentelle Befunde aus Tierversuchen.

- **Forschungsfrage**
  - Welche Bedeutung kann der Sportmedizin, insbesondere der Lauftherapie, in der Psychiatrie – basierend auf Erkenntnissen der neuro-wissenschaftlichen Grundlagenforschung – zukommen?

- **Ergebnisse**
  - Empirische Daten: Körperliche Aktivität leistet Beitrag zur Gehirngesundheit und psychischen Gesundheit.
  - (Tier)Experimentelle Befunde: legen mögliche neurobiologische Mechanismen dar.

- **Diskussion**
  - Übertragung auf Humanbiologie ist möglich, aber noch nicht gesichert.
  - Falls ja, wäre »Lauftherapie eine Intervention ersten Ranges«.

»Lauftherapie eine Intervention ersten Ranges«?

Literatur

Blumenthal JA, Babyak MA, Doraiswamy PM, Watkins L, Hoffman BM, Barbour KA, Herman S, Craighead WE, Brosse AL, Waugh R, Hinderliter A, Sherwood A (2007) Exercise and pharmacotherapy in the treatment of major depressive disorder. Psychosomatic Medicine, 69, 587–596

Brené S, Bjørnebekk A, Åberg E, Mathé AA, Olson L, Werme M (2007) Running is rewarding and antidepressive. Physiology & Behavior, 92, 136–140

Dunn AL, Trivedi MH, Kampert JB, Clark GG, Chambliss HO (2005) Exercise treatment for depression: Efficacy and dose response. American Journal of Preventive Medicine, 28 (1), 1–8

Haffmanns PMJ, Kleinsman ACM, van Weelden C, Huijbrechts IPAM, Hoencamp E (2006) Comparing running therapy with physiotraining therapy in the treatment of mood disorders. Acta Neuropsychiatrica, 18, 173–176

Knubben K, Reischies FM, Adli M, Schlattmann P, Bauer M, Dimeo F (2007) A randomised, controlled study on the effects of a short-term endurance training programme in patients with major depression. Br J Sports Med, 41, 29–33

Lawlor DA, Hopker SW, in Mead GE, Morley W, Campbell P, Greig CA, Mc Murdo M, Lawlor DA (2010) Exercise for depression (review). Cochrane Database of Systematic Reviews, 2009, Issue 3. Edinburgh: University of Edinburgh, School of Clinical Sciences and Community Health

Nabkarson C, Miyai N, Sootmongkol A, Junprasert S, Yamamoto H, Arita M, Miyashita K (2005) Effects of physical exercise on depression, neuroendocrine stress hormones and physiological fitness in adolescent females with depressive symptoms. European Journal of Public Health, 16, 2, 179–184

Neumann NU, Frasch K (2008) Neue Aspekte zur Lauftherapie bei Demenz und Depression – klinische und neurowissenschaftliche Grundlagen. Deutsche Zeitschrift für Sportmedizin, 59, 2, 28–33

Mit Ausdauerlaufen beginnen – erste Schritte, die nicht schwerfallen müssen

Aus »therapeutischer Brille« betrachtet

Laufratgeber gibt es im Fachbuchhandel wie »Sand am Meer«. Und auch wir sind weit davon entfernt, mit diesem Kapitel einen weiteren Ratgeber hinzuzusteuern. Was wir aber mit den folgenden Ausführungen beabsichtigen, ist, dem Leser eine kleine Handreichung anzubieten, wie er mit dem Laufen beginnt, ohne unter den »klassischen Anfängerfehlern« leiden zu müssen. Vor allen Dingen versuchen wir den Beginn mit dem Ausdauerlaufen aus einer eher »therapeutischen Brille« zu betrachten und legen neben den rein trainingsorientierten Hinweisen viel Wert auf Fragen der Motivation sowie der sinnlichen Wahrnehmung und den damit verbundenen emotionalen Veränderungen.

5

5.1 Bevor man mit dem Laufen beginnt

Bevor man mit dem Laufen beginnt, sollte man sich zunächst darüber Gedanken machen, was man damit erreichen möchte. In unserem Buch geht es primär um die Nutzung möglicher therapeutischer Effekte durch das Ausdauerlaufen. Eine Verbesserung der individuellen Leistungsfähigkeit sollte deshalb nicht vordergründig wichtig sein. Diesen Effekt kann man sozusagen nebenbei mitnehmen. In erster Linie sollten also die Lust und der Spaß am Ausdauerlaufen stehen. Und so komisch dies auf den ersten Blick klingt: genau das ist der einzig richtige und sinnvolle Weg. Jedoch sollte man im Vorfeld einen in der Thematik erfahrenen (Sport-) Mediziner aufsuchen, der vor dem Trainingsstart noch einmal alle Organfunktionen prüft, damit von Beginn an Freude an der Aktivität herrscht. Weiterhin ist es wichtig, sich eingangs mit den möglichen Wirkungen und Möglichkeiten, die das Laufen in sich birgt, zu beschäftigen.

Keine teure Laufausrüstung

Eine teure Laufausrüstung ist nicht nötig. Ein paar solide Laufschuhe, in denen man sich wohlfühlen sollte, und ein einfacher Trainingsanzug, Funktionsshirt und kurze Hose reichen anfangs völlig aus. Im Vorfeld sollte man sich eine realistische Laufstrecke aussuchen. Es macht in diesem Zusammenhang durchaus auch mal Sinn, in einem Fitness-Studio auf einem Laufband zu laufen, um zu schauen, welche Strecke man bequem und ohne Probleme in der geplanten Zeit zurücklegen kann.

Gehpausen sind am Anfang durchaus erwünscht und erlaubt.

Auch solche Gedanken sollte man zulassen können, ohne sich gleich schämen zu müssen.

Vor Beginn des Lauftrainings steht die ganz individuelle Vorstellung: Wie schön fühlt es sich an, in der Sonne langsam dahinzulaufen und die Vögel zwitschern zu hören? Die Muskulatur ist spürbar, sie krampft nicht während des Laufens, sondern an- und entspannt sich abwechselnd. Wie riecht es, wenn man durch ein Waldstück läuft, indem gerade Waldarbeiter Holz geschlagen haben? Hier sollte man versuchen zu spüren, wie es sich anfühlen wird, wenn sich Schweißtropfen auf der eigenen Stirn bilden und langsam über die Wangen laufen. Vor dem geistigen Auge sieht man einen aktiven und freudvoll dahintrabenden Sportler: sich selbst, sein eigenes Gesicht. Und man selbst läuft – nicht weil man das muss, sondern weil man das möchte.

5.2 Ein kleines Aufwärmprogramm

Trainingsziel im Blick

Bevor das eigentliche Laufprogramm beginnt, müssen Körper und Geist auf die direkt bevorstehende Ausdauerbelastung vorbereitet werden. Dieses kleine Aufwärmprogramm versetzt Muskeln und Herz-Kreislauf-System in eine Art »Vorspannung«, die es dem Trainierenden erleichtert, das Laufprogramm leichter zu absolvieren. Das Herz-Kreislauf-System startet somit nicht »von 0 auf 100«. Dehn- und Beweglichkeitsübungen sorgen dafür, dass die zunächst kalte Muskulatur geschmeidiger und entspannter wird. Die Blutversorgung der Muskulatur wird somit ebenfalls angeregt. Auch die Psyche wird auf die bevorstehende Ausdauerbelastung vorbereitet. Die Einstellung zu sich und zum Trainingsprogramm sollte überprüft werden. Hinzu kommen Überlegungen, wie diese Trainingseinheit auch mental gestaltet werden kann. Folgende Fragen bieten sich an: Laufe ich nur, um zu genießen oder möchte ich eine kontrollierte Trainingseinheit absolvieren? Laufe ich in einer Gruppe und will ich mich unterwegs unterhalten? Oder laufe ich alleine und möchte vielleicht nur das »Hier und Jetzt« genießen? Schon beim Aufwärmen sollte man sich seines Trainingsziels bewusst sein.

5.3 Wo sollte man laufen?

Intensität und Dauer individuell gestalten

Wo man läuft, ist eigentlich egal. Man kann es in einer Sporthalle mit Rundlaufbahn tun. Man kann durch die Straßen der Stadt laufen, auf dem Sportplatz oder eben in der freien Natur. Über Wiesen und durch Wälder, am Meer über den Strand oder auch auf dem Laufband im Fitness-Studio. Es kommt eben immer darauf an, welches Ziel eine Trainingseinheit hat. Wenn das Laufen eher einen ausgleichenden Charakter haben soll oder wenn man einfach die Gedanken schweifen lassen möchte und wenn man eine abwechslungsreiche Strecke bevorzugt, weil man sich gerne ablenken möchte, dann ist es immer empfehlenswert, die freie Natur auszusuchen – Laufen im Wald, über Wiesen und Felder oder wenn möglich am Strand. Liegt der Trainingsschwerpunkt eher in einer kontrollierten Laufeinheit, die zum Ziel hat, ganz gezielte Anpassungsprozesse zu fördern, dann sollte man eher auf einer 400-Meter-Tartanbahn in einem Sportstadion, in einer Halle mit Rundlaufbahn oder auf einem Laufband trainieren. Hier lassen sich Intensität und Dauer individuell gut und leicht steuern.

5.4 Wie schnell sollte man laufen?

Das ist eine sehr wichtige und sehr zentrale Frage, gerade dann, wenn man mit dem Laufen beginnt. Vor allem am Anfang sollte man sich aber über Geschwindigkeiten nicht zu viele Gedanken machen, sondern so locker wie möglich bleiben. Der Körper braucht ein wenig Zeit, um sich an die Belastung zu gewöhnen. Dabei sollte man in sich hineinhorchen, insbesondere dann, wenn das Gefühl müde zu werden auftritt. Dann empfiehlt es sich, mit dem Laufen aufzuhören und eine Weile einfach zu gehen. Das Training soll keine Strapaze sein, sondern man muss lernen sich bei der Laufbelastung wohl zu fühlen. Ein zu schnelles und »gewaltsames« Trainingsprogramm zerstört sehr schnell jede Motivation. In Lauftreff-Kreisen gibt es ein ungeschriebenes Gesetz, das besagt, dass man nur so schnell laufen sollte, wie man sich noch bequem mit einem Trainingspartner unterhalten kann.

Puls zwischen 130 und 140

Gerade die Kommunikation während des Trainings kann auch therapeutisch genutzt werden. Das führt dazu, dass es mit zunehmender Trainingserfahrung immer leichter sein wird, sich zu unterhalten und mit verschiedenen Lauftempi zu spielen. Verschiedene Laufratgeber berichten von vielen unterschiedlichen Herzfrequenz-Grenzwerten als Faustregel (z. B. 220 minus Lebensalter). Aber jede Faustregel braucht aus lauftherapeutischer Sicht zunächst nicht weiter beachtet zu werden. Man sollte eine Strecke wählen, die zu Beginn in ca. 30 Minuten bewältigt werden kann (das sind so zwischen drei und vier Kilometer). Dabei sollte man darauf achten, nicht zu schnell unterwegs zu ist. Eine einfache Methode, seine Belastungsqualität zu überprüfen, bieten die mittlerweile sehr preiswerten Pulsuhren der verschiedenen Anbieter. Hiermit kann auf eine wirklich sehr einfache und effektive Art und Weise sehr schnell die Belastung kontrolliert werden. Solange sich die Pulsbereiche zwischen 130 und 140 bewegen, läuft man nicht Gefahr zu schnell unterwegs zu sein. Diese Belastungsherzfrequenz sollte, sofern der Trainierende gesund ist, ohne weiteres über den Zeitraum von 30–40 Minuten aufrechterhalten werden können.

5.5 Nach der Trainingseinheit

Auch nach einer Lauftrainingseinheit sollte man zunächst ein kleines Stück weitergehen. Wenn dann der Puls um die 100-Grenze liegt, weiter »herunterkühlen«, also nicht sofort aufhören, sondern insbesondere mit leichten Dehnübungen vor allem im Fuß-, Knöchel- und Wadenbereich arbeiten.

Ausdauerbelastungen führen oft dazu, dass sich im Laufe der Zeit besonders die Muskulatur verkürzt. Mit Dehnübungen nach jeder Laufeinheit kann man diesem Prozess vorbeugen.

Darüber hinaus wird dem Körper so geholfen, langsam wieder auf das Ruheniveau zurückzukehren, was schonender ist, als abrupt mit der Belastung aufzuhören. Außerdem kann man in dieser Phase die Trainingseinheit auch mental beenden und die angenehm-wohlige und leichte Ermüdungswahrnehmung genießen.

Wie wir aus vielen verschiedenen, gut dokumentierten Einzelstudien wissen, führt eine läuferische Ausdauerbelastung konsistent zu einem »Wohlfühleffekt«, der mindestens eine halbe Stunde und bis zu vier Stunden lang anhalten kann.

5.6 Ein Lauftagebuch führen

Gerade für die Laufmotivation, aber auch zur Dokumentation des Trainingsverlaufes bietet es sich an, über Trainingsstrecken und Wahrnehmung bzw. Gefühl vor, während und nach dem Training Buch zu führen. So lässt sich sehr schnell feststellen, dass sich sowohl die Trainingsstrecken als auch die benötigte Zeit verändern werden. Auch lässt sich sicherlich erkennen, dass die »Tagesform« einen Einfluss auf das Training hat. Mitunter kann man, wenn man sich über längere Zeit nach dem Training nicht mehr wohl fühlt, schnell überprüfen, ob man es eventuell in der letzten Zeit mit Trainingsintensität und Trainingsumfang etwas übertrieben hat. Solche Lauftagebücher sind schnell und einfach selbst zu basteln.

Alles was man benötigt ist ein Computer mit Textverarbeitungs- und/oder Tabellenkalkulations-Software. Es existieren auch online gestützte Dokumentationssysteme (zusammenfassend bei http://www.lauftreff.de).

5.7 Trainingsmethoden

Zum Abschluss dokumentieren wir hier noch die drei bekanntesten Trainingsmethoden für das Ausdauertraining. Dieses Wissen benötigen jedoch erst länger Trainierende und es ist nur dann relevant, wenn man insbesondere seine Leistung verbessern will. Im Bereich der Lauftherapie spielen diese Trainingsmethoden bestenfalls eine untergeordnete Rolle.

In der Lauftherapie kommt in 90% der Fälle die Dauermethode zum Einsatz.

5.7.1 Dauermethode

Entwicklung der Grundlagenausdauer

Die Belastungsintensität bleibt bei dieser Methode während der gesamten Belastungszeit konstant und darf nicht über der anaeroben Schwelle liegen, da ansonsten die für einen trainingswirksamen Reiz erforderliche Belastungsdauer aufgrund zu früher Ermüdung nicht erreicht werden könnte. Die Wirkung ist in erster Linie abhängig von der Dauer, erst in zweiter Linie von der Intensität. Die Dauermethode ist vor allem zur Entwicklung der Grundlagenausdauer geeignet, d. h. bei Leistungssportlern in der frühen Phase des Saisonaufbaus und wiederkehrend im Wechsel mit intensiveren Formen über die gesamte Saison sowie für Anfänger und Untrainierte bei Aufnahme sportlicher Betätigung. Sie dient zur Ökonomisierung des aeroben Glykogen- und Fettstoffwechsels, zur Verbesserung des Kreislauf- und Atemsystems. Die Belastungsdauer sollte mindestens 30 Minuten betragen und kann sich bis mehrere Stunden ausweiten. Dabei sollte eine eher niedrige Belastungsintensität vorherrschen.

5.7.2 Intervallmethode

Wettkampfspezifische Ausprägungen

Die Intervallmethode zeichnet sich dadurch aus, dass die Belastung nicht kontinuierlich, sondern intervallartig erfolgt. Die Belastungsintensität liegt dabei grundsätzlich im aerob-anaeroben

Übergangsbereich (ca. 3–6 mmol/Laktat). Die Pausen werden hier so gewählt, dass keine vollständige Erholung erfolgt, sondern der Athlet sich lediglich zu etwa zwei Dritteln (Prinzip der lohnenden Pause) erholt. Hierdurch werden die Tiefe der Erschöpfung und die Wirkung des Trainingsreizes erhöht, ohne den Organismus und die Muskulatur dauerhaft zu schädigen. Die Methode wird eingesetzt im sog. Entwicklungsbereich zur Weiterentwicklung der Ausdauer in Richtung der wettkampfspezifischen Ausprägungen (z. B. Tempohärte im Wettkampfsport). Sie trägt zur weiteren Hebung der anaeroben Schwelle bei, dient aber in erster Linie zur Verbesserung der Erholungsfähigkeit und Laktattoleranz. Zur Verbesserung der aeroben Ausdauer wird die extensive Intervallmethode angewendet, bei der die Belastungsintensität im unteren Belastungsbereich der Intervallmethoden liegt; zur Verbesserung der Erholungsfähigkeit und Laktattoleranz kommen intensive Methoden zum Einsatz, bei denen die erreichten Laktatwerte kurzzeitig über 6 mmol/l, beim Schnelligkeitsausdauertraining sogar über 10 mmol/l steigen können.

5.7.3 Wiederholungsmethode

Dem Leistungssport vorbehalten

Die Wiederholungsmethode bleibt fast ausschließlich dem Leistungssport vorbehalten, wenn aus unterschiedlichen Gründen eine vollständige Erholung zwischen den Belastungsabschnitten, aber gleichzeitig eine Wiederholung des Belastungsreizes erforderlich ist. Dies ist vor allem beim Schnelligkeitstraining (max. Schnelligkeit, Schnelligkeitsausdauer) der Fall, aber auch beim Ausdauertraining in der unmittelbaren Wettkampfvorbereitung (sog. »Unterdistanztraining« bei Wettkampfintensität).

Lauftherapie in der praktischen Behandlung von Depressionen

6.1 Indikation

Von einer Depression spricht man im Allgemeinen bei länger andauernden negativen Gemütszuständen, die zu Aspekten der »Losigkeit« (Freudlosigkeit, Lustlosigkeit, Wertlosigkeit). führen. Sie gehört zu den affektiven Störungen, zu deren Hauptsymptomen laut ICD-10, Kapitel V, Veränderungen der Stimmung oder der Affektivität gehören. Dabei spricht Davison (2007, S. 252) von Depression »als einen emotionalen Zustand, der durch starke Traurigkeit und Niedergeschlagenheit geprägt ist«. Negative Gefühle werden mit Worten der Wertlosigkeit, Schuld, sozialer Rückzug und Appetitlosigkeit umschrieben.

Es entsteht eine Spirale, in der alltägliche Handlungen zur Belastung werden und das Interesse am öffentlichen und kulturellen Leben schwindet. Das resultiert aus einer fehlenden Konzentrationsfähigkeit bei den Erkrankten. Dies führt zu einer hohen Anstrengung, Gesprächen zu folgen bzw. aktiv an diesen teilzunehmen und ist demnach auch ursächlich für einen sozialen Rückzug. Dieser kann auch von ständigem Klagen über Schmerzen und Beschwerden begleitet sein, für die es aber keine körperliche Erklärung gibt. Es folgt eine jahrelange Odyssee, um die körperlichen Beschwerden medizinisch belegen zu können. Eine Depression kann ebenfalls durch den Verlust an sexuellem Verlangen gekennzeichnet sein. Die Ursachen sind vielfältig und können nicht immer klar abgegrenzt werden. Häufig werden Depressionen auch von anderen psychischen oder körperlichen Erkrankungen begleitet bzw. wechselseitig beeinflusst.

Traumatische und erbliche Faktoren

Wir gehen in diesem Zusammenhang zunächst von Depressionen als primäres Krankheitsbild aus. Dabei unterscheiden wir folgende Faktoren, die eine Depression verursachen können. Zum einen seien hier traumatische Erlebnisse genannt, deren Verarbeitung dem Betroffenen ohne fremde Hilfe nicht möglich ist und zu einer starken seelischen und psychischen Belastung führt. Weiterhin können erbliche Faktoren die Entwicklung einer Depression beeinflussen. In verschiedenen Studien konnte nachgewiesen werden, dass bei Verwandten ersten Grades die Häufigkeit der Erkrankung innerhalb der Familie zunimmt. Außerdem sollten sowohl endogene als auch biologische Gegebenheiten bei der Ursachenklärung für diese Erkrankung geprüft werden.

Zu den Risikofaktoren werden chronische Erkrankungen, Erkrankungen innerer Organe oder über Jahre andauernde Schmerzen, deren Ursachen nicht geklärt sind, gezählt. Darüber hinaus zählen hormonelle Umstellungen im Körper (in oder nach Schwangerschaften, in der Menopause) und Veränderungen im

Neurotransmittersystem (für die Bildung von Noradrenalin und Serotonin verantwortlich) zu den möglichen Ursachen für Depressionen. Sie können in jedem Alter auftreten und auch unterschiedliche Ausprägungen aufweisen. Während sie bei Kindern z. B. in Form von überhöhter Aktivität und Aggressivität auftreten, können sie beim Erwachsenen in Form von Negativismus oder sozialer Zurückgezogenheit in Erscheinung treten.

Eine Depression hat viele Gesichter und nur selten werden alle Symptome bei einem erkrankten Menschen vereint. Neben den vielen verschiedenen Ausprägungen unterscheiden wir auch diverse Formen der Depression. So spricht man von einer Manie, wenn über einen längeren Zeitraum eine unangemessene gehobene Stimmung herrscht und eine Antriebssteigerung durch Selbstüberschätzung erfolgt. Nicht selten kommt es zu exzessivem Sexualverhalten. Eine weitere Form ist die majore Depression, die u. a. durch Verlust an Freude, Interesse und Konzentration sowie Schlaflosigkeit gekennzeichnet ist. Wechseln sich die manischen Phasen mit depressiven Phasen ab, sprechen wir von einer bipolaren Störung. Deren kritische Symptome sind zum einen die gereizte Stimmung, Geschwätzigkeit und Hyperaktivität der Manie, zum anderen die Niedergeschlagenheit, Interessenlosigkeit und tieftraurige Stimmung der Depression (mit der auch häufig Schlaflosigkeit, nächtliches Aufwachen mit anschließender Schlaflosigkeit und frühmorgendliches Erwachen einhergehen). Eine über einen längeren Zeitraum nicht-behandelte Depression führt zu einem negativen Selbstkonzept, das von Selbstzweifeln und Selbstvorwürfen geprägt ist. In schweren Fällen kann das auch zu wiederkehrenden Todes- oder Suizidgedanken führen.

Neben den genannten Faktoren für die Entstehung einer Depression macht Aaron Beck (1987) u. a. die kognitive Komponente mitverantwortlich. Kognitionen spiegeln unser Denken und unsere Bewertungen wider. Ebenfalls beeinflussen sie durch Konzepte der Hilflosigkeit und der irrationalen Überzeugungen unser emotionales Handeln negativ. Nach Beck werden Menschen also depressiv, weil sie logische Denkfehler begehen. Alte negativ behaftete Erfahrungen oder Zurückweisungen werden als Schemata abgespeichert und immer wieder in Situationen, die den alten negativen Erfahrungen gleichen, aktiviert und treten erneut in Erscheinung. Unter Umständen kann das bei einem depressiven Menschen zu Fehlschlüssen führen und in einer sich immer weiter drehenden Spirale zu einer verzerrten Realitätswahrnehmung führen. Zusammenfassend stellt das Beck (1987) als eine negative Triade dar: Negative Ansichten über sich selbst, die Umwelt und die Zukunft.

Psychologische und somatische Therapie

Die heutigen Therapien beinhalten sowohl psychologische als auch somatische Methoden (in sehr schweren Fällen auch Elektrokrampftherapie, medikamentöse Therapie).

Es ist entscheidend, dass die medikamentöse Behandlung nicht das alleinige Mittel der Wahl zur Behandlung von Depressionen sein kann, vielmehr ist eine begleitende Psychotherapie ratsam und erfolgsversprechend, um negative Denkmuster und irrationale Überzeugungen aufdecken und umlernen zu können.

6.2 Lauftherapie bei Depressionen – zum Stand der Forschung

Wir widmen uns zunächst der Frage, inwieweit körperliche Aktivität in den verschiedensten Formen eine positive Wirkung auf depressive Erkrankungen hat. Im nächsten Abschnitt werden wir uns dann detailliert mit den Wirkungen von Laufen und mit möglichen positiven Wirkungen beschäftigen.

In den vergangenen 15 Jahren haben sich eine Fülle von Studien mit den Wirkungen von Bewegung und/oder Sport auf depressive Verstimmtheit und/oder eine klinische Depression auseinandergesetzt. In einer Meta-Analyse des US-amerikanischen Center of Disease Control (CDC), in der über 100 Studien zum Thema verarbeitet wurden, wird deutlich, dass Bewegung unabhängig vom Intensitätsgrad und der Form der Bewegung eine antidepressive Wirkung hat (CDC 2008). Weiterhin konnte in dieser Arbeit gezeigt werden, dass diese Effekte unabhängig vom Geschlecht, Alter oder Medikation aufgrund anderer Erkrankungen ist. Bemängelt wurde in diesem Zusammenhang, dass die Witterung als potenzieller Einflussfaktor kaum Berücksichtigung findet.

Mead et al. (2010) weisen in ihrer Meta-Analyse ebenfalls auf die positiven Wirkungen von Bewegung auf Depression hin. Die berechneten Effektstärken von 0,82 sind als sehr gut zu bezeichnen (23 Studien). Wählt man allerdings die Studien mit den geringsten methodischen Mängeln (drei Studien) und berechnet darüber die Effektstärke so ergibt sich ein lediglich moderater Effekt (0,42). Daley (2008) postuliert, dass der Effekt von Bewegung auf Depression meist überschätzt wird und begründet dies mit den methodischen Mängeln der einzelnen Studien. Daley (2008) führt weiterhin aus, dass Bewegung als Behandlungsmethode sicherlich effektiver ist als gar keine Therapie und favorisiert Bewegung in Kombination mit anderen Behandlungsmethoden. Perraton et al.

(2009) stützen diese These. In der NICE-Guideline (2009) wird allerdings bei einer Häufigkeit von 3-mal 45–60 Minuten über 10–14 Wochen, von hinreichenden Effekten auf milde und moderate Depression berichtet. Perraton et al. (2009) sprechen von guten Effekten bei 3-mal 30 Minuten mit 60–80% der maximalen Herzfrequenz ($HF_{max.}$) über 8 Wochen. Weiterhin führen die Autoren aus, dass sowohl Einzel- als auch Gruppentraining ähnliche Wirkungen erzielen. Allerdings ist eine leichte Tendenz hinsichtlich eines Gruppeneffektes zu beobachten. Dirmaier et al. (2010) gehen in ihrer Meta-Analyse, in der speziell Leitlinien zum Thema Depression untersucht wurden, einen Schritt weiter und behaupten, dass die Wirkungen von Sport und Bewegung vergleichbar sind mit verhaltenstherapeutischer und medikamentöser Therapie.

Studienergebnisse heterogen

Der nächste Abschnitt zeigt eine Übersicht der vorliegenden Wirkungsstudien zum Thema körperliche Bewegung und Depression. Es wird deutlich, wie vielfältig das Forschungsinteresse zum Thema gefächert ist und mit welchen forschungsmethodischen Überlegungen versucht wurde, diesem möglichen Effekt von körperlicher Aktivität auf depressive Erkrankungen auf die Spur zu kommen. Gleichwohl ist die Ergebnislage als eher heterogen zu bezeichnen. Von einem eindeutigen und somit monokausalen positiven Zusammenhang kann keinesfalls gesprochen werden.

Zusammenfassend lässt sich aus unserer Sicht konstatieren, dass die positive Wirkung von körperlicher Aktivität auf depressive Erkrankung als vorsichtig optimistisch einzuschätzen ist.

6.3 Übersicht vorliegender Wirkungsstudien zum Thema Lauftherapie bei Depressionen

6.3.1 Daley (2008)

»Exercise and depression: A review of reviews«

- **Einbezogene Studien**
  - Reviews
  - Meta-Analysen
  - RCTs zwischen 1990–2007 (57 References, doch keine Angabe zu eingeschlossenen Studien)

- **Forschungsfrage**
  - Synthesis bestehender Empfehlungen und Reviews zum Thema »Effekte von Bewegung auf Depression«

- **Ergebnisse**
  - Es gibt noch keine endgültige Evidenz, dass körperliche Aktivität in der Behandlung von klinischen Depressionen effektiv ist; doch: Körperliche Aktivität ist effektiver als keine Behandlung.
  - Körperliche Aktivität wird in Verbindung mit anderen Behandlungsmethoden empfohlen.

- **Diskussion**
  - Probleme in der Praxis: Einstieg, Bindung, Motivation des Patienten
  - Wichtig: Patienten benötigen regelmäßige Überwachung und planmäßiges Vorgehen

Wichtig: Regelmäßige Überwachung und planmäßiges Vorgehen

6.3.2 DGPPN (2009)

»S3-Leitlinie/Nationale Versorgungsleitlinie Unipolare Depression«

- **Einbezogene Studien**
  - 9 RCTs eingeschlossen (1999–2008)

- **Forschungsfrage**
  - Welcher Empfehlungsgrad liegt für körperliche Aktivität in der Behandlung von Depressionen vor?

- **Ergebnisse**
  - Körperliche Aktivität kann aus klinischer Erfahrung heraus empfohlen werden, um das Wohlbefinden zu steigern und depressive Symptome zu lindern.
  - Empfehlungsgrad KKA (»Good Clinical Practice Point«)

Empfehlungsgrad KKA

- **Diskussion**
  - Befunde aus Studien sind sehr heterogen, weitere RCTs sind nötig.
  - Ein wichtiger Punkt der Durchführung ist die Supervision durch qualifizierte Fachleute.

6.3.3 Dirmaier et al. (2010)

»Evidenzbasierte Behandlungselemente in der Rehabilitation von Patienten mit Depression – eine Literaturübersicht«

- **Einbezogene Studien**
  - 13 Leitlinien zum Thema »Depression« werden hinsichtlich ihrer methodischen Qualität bewertet
  - Spezifische Literaturrecherche zu einzelnen Behandlungselementen (Sport und Bewegungstherapie: Vorliegen von 2 RCTs)

- **Forschungsfrage**
  - Wie können die einzelnen Leitlinien hinsichtlich ihrer Qualität beurteilt werden?
  - Welches sind evidenzbasierte Behandlungselemente in der Behandlung von Depressionen?

- **Ergebnisse**
  - Höchster Evidenzgrad (V) für NICE-Guideline und DGPPN-Leitlinie
  - Sport- und Bewegungstherapie ist wirksam = evidenzbasiertes Behandlungselement
  - Effekte von SBT sind mit den Effekten psychotherapeutischer bzw. medikamentöser Behandlung vergleichbar

Sport- und Bewegungstherapie = evidenzbasiert

- **Diskussion**
  - Studienlage sehr heterogen
  - Zusammenfassende Bewertung nur eingeschränkt möglich

6.3.4 Mead GE et al. (2010)

»Exercise for depression« (review)

- **Einbezogene Studien**
  - 28 RCTs (1979–2007)
  - Erwachsene mit Depression; in denen Bewegung mit Standard-Behandlung/keiner Behandlung/Placebo-Behandlung verglichen wird

- **Forschungsfrage**
  - Wie effektiv ist Bewegung/Sport in der Behandlung von Depressionen?

- **Ergebnisse**
  - 23 Studien: SMD = –0,82: großer klinischer Effekt
  - 3 Studien (sehr sauber): SMD = –0,42: moderater Effekt

- **Diskussion**

Bewegung scheint depressive Symptome zu verbessern

  - Bewegung scheint depressive Symptome zu verbessern.
  - Bei Einschluss »saubersterer« Studien nur moderater Effekt.
  - Unklar, wie effektiv Bewegung und welche Art von Bewegung geeignet ist.

6.3.5 NICE (2009)

»Depression in adults (update)«

- **Einbezogene Studien**
  - 25 RCTs eingeschlossen (2000–2008)

- **Forschungsfrage**
  - Kann körperliche Aktivität empfohlen werden?
  - Und wenn ja, in welcher Form?

- **Ergebnisse**

Bei milder bis moderater Depression geeignet

  - Körperliche Aktivität ist in der Behandlung milder bis moderater Depression geeignet:
    - Darbietungsform: in der Gruppe, 3-mal/Woche à 45–60 Minuten
    - Gesamtdauer: 10–14 Wochen, supervised (durch Fachmann/-frau)
    - Persönliche Vorlieben des Patienten sind entscheidend.

- **Diskussion**
  - Heterogenität der verwendeten Studien und daher schwer zu interpretieren.
  - Es gibt noch wenige Daten zu etwaigen Kosten-Nutzen-Analysen.

6.3.6 Perraton et al. (2009)

»Exercise parameters in the treatment of clinical depression: a systematic reviews of randomised controlled trials«

- **Einbezogene Studien**
  - 14 RCTs, die körperliche Aktivität als effektiv bewerten und verschiedene Arten von körperlicher Aktivität miteinander vergleichen (1979–2007)
  - In einigen RCTs zusätzliche Ko-Interventionen

- **Forschungsfrage**
  - Wie sollte körperliche Aktivität gestaltet sein (aerob/anaerob)?
  - Welche Art der Bewegung?
  - Mit welcher Intensität, Dauer, Häufigkeit?
  - In welcher Anwendungsform?

- **Ergebnisse**
  - Es besteht Evidenz für:
    - Aerobe körperliche Aktivität
    - Keine Präferenz für bestimmte Form der körperlichen Aktivität
    - Persönliche Vorlieben des Patienten sind entscheidend
  - Durchführung:
    - 3-mal/Woche à 30 Minuten; 60–80% der $HF_{max.}$
    - Mindestdauer: 8 Wochen
  - Gruppe wie Einzeltherapie sind effektiv, Tendenz zu Gruppentherapie
  - Supervision ist wichtiger Punkt

Persönliche Vorlieben des Patienten entscheidend

- **Diskussion**
  - Anaerobe Formen sind noch ungenügend untersucht.
  - Eine Abgrenzung milde vs. schwere Depression fehlt.
  - Es sollte Flexibilität in der Auswahl der geeigneten Trainingsform herrschen.
  - Körperliche Aktivität kann alleine oder in Kombination mit anderen Behandlungen angewendet werden.

6.4 Mögliche Wirkmechanismen von Lauftherapie bei Depressionen

Im vergangenen Jahrzehnt sind nun einige Theorien entstanden, die den sogenannten »Wohlfühleffekt« des Laufens erklären können (zusammenfassend bei Alfermann & Stoll, 2010). Dass ausdauerndes Laufen, zumindest kurzfristig, einen stimmungsaufhellenden Effekt hat, ist unstrittig. Einige dieser Theorien sind auch empirisch auf den Prüfstand gekommen. Darüber hinaus haben sich neue Theorien bzw. Erklärungshypothesen entwickelt. Insgesamt gesehen verbleiben aus heutiger Sicht lediglich zwei Theorien. Darüber hinaus existiert mit der Transienten Hypofrontalitätshypothese von Arne Dietrich (Dietrich, 2004; 2006) eine neue und komplexere Sicht auf die Wirkungsweise von sportlicher Aktivität auf kurzfristige Wohlbefindensverbesserungen bzw. zu veränderten Bewusstseinszuständen (► Kap. 3).

Die wohl populärste und am weitesten verbreitete Erklärung hierfür bietet die schon vorher genannte Endorphintheorie, die davon ausgeht, dass der Neurotransmitter Beta-Endorphin während sportlicher Aktivität im Gehirn entsteht und im limbischen System zu diesen euphorischen Zuständen führt. Wegen methodischer und diagnostischer Schwächen sowie Plausibilitätsproblemen gilt diese Theorie mittlerweile weitestgehend als widerlegt (Dietrich & McDaniel, 2004; Stoll, 1997; Stoll & Stoll, 1996). Auch namhafte Neurowissenschaftler kritisierten das Erklärungsmodell als »overly simplicistic«, »poorly supported by scientific evidence«, und »myth perpetrated by pop culture« (Kolata, 2002). Aktuelle Studien hingegen untersuchen andere, u. E. viel versprechende »Kandidaten«: die Endocannabinoide (► Kap. 3).

Im Prinzip lassen sich aus aktueller Sicht zwei tragfähige Theorien zu kurzfristigen, positiven Stimmungsveränderungen durch intensive, sportliche Aktivität nennen:

- *Endocannabinoidtheorie*: Sie besagt, dass sportliche Aktivität das Neurotransmittersystem aktivieren kann, daraus resultieren die bekannten Effekte.
- *Transiente Hypofrontalitätshypothese*: Bei diesem Ansatz aus der kognitiven Neuropsychologie geht man von einer Herunterregulierung präfrontaler Hirnregionen durch sportliche Aktivität aus. Damit verbunden ist eine Verminderung bewusster, kognitiver Prozesse, wie sie beim »Grübeln« und Problemlösen auftreten (Ablenkungshypothese), sowie der Verlust von Raum- und Zeitwahrnehmung und das Gefühl einer dahinfließenden Aktivität ohne bewusste Anstrengung.

Ähnliche Effekte wie Antidepressiva?

Schaut man sich die Veröffentlichungen der letzten 5 Jahre speziell zum Thema Lauftherapie und deren Wirkung auf Depression an, so ergibt sich ein differenzierteres Bild. Gerade die Studien von Neumann und Frasch (2008) und Brené et al. (2007) deuten an, dass Lauftherapie eine positive Wirkung auf Depression hat. Neumann und Frasch (2008) gehen sogar so weit, dass sie von einer Intervention ersten Ranges sprechen, sofern sich ihre Ergebnisse in weiteren Folgestudien bestätigen lassen. Brené et al. (2007) berichten, dass Laufen ähnliche Effekte im Gehirn auslöst wie Antidepressiva. Ähnliche Befunde weist die Studie von Blumenthal et al. (2007) auf. Dabei argumentieren sie weiterhin, dass ausdauerndes Laufen oder Walking deutlich weniger Nebenwirkungen aufweist als die medikamentöse Therapie. Weiterhin ergab sich in dieser Studie kein Unterschied hinsichtlich der Effekte, ob unter Anleitung oder zu Hause trainiert wurde. Nabkarson et al. (2005) verweisen darüber hinaus auch auf den sozialen Effekt der Gruppe, die als »Antidepressivum« wirken kann!

Hinsichtlich der Belastungsnormative deuten Haffmans et al. (2006) an, dass es erst ab einer Dauer von mehr als 6 Wochen, besser noch 12 Wochen zu einer Verringerung der Depressionswerte kommt. Knubben et al. (2007) schlagen eine Kombination verschiedener Therapieformen vor. Sie sprechen von Lauftherapie im Sinne einer sinnvollen zusätzlichen Therapie, da Antidepressiva eher lange Latenzzeiten haben und die Lauftherapie somit einen Beitrag für speziell diesen Zeitraum leisten kann. Dies gilt vor allem für moderate oder schwere Depressionen. Allerdings sind auch bei den vorliegenden Studien einige forschungsmethodische Mängel zu beobachten. Es ist darüber hinaus darauf hinzuweisen, dass die Ergebnisse der Studien von Brené et al (2007) und Neumann & Frasch (2007) vor dem Hintergrund, dass es sich um Tierexperimente handelt, vorsichtig zu interpretieren sind. Allerdings scheint die Übertragbarkeit auf den Menschen, so zumindest argumentieren die Autoren, durchaus möglich.

6.5 Praktische Hinweise zum Einsatz von Lauftherapie bei Depressionen

Vor dem Hintergrund der Erläuterungen zu den möglichen Wirkmechanismen von ausdauerndem Laufen auf die Psyche und der aktuellen Befundlage aus der Wirkungsforschung ergeben sich folgende Empfehlungen für die Durchführung einer Lauftherapie bei moderaten Depressionen.

Empfehlungen für Lauftherapie bei moderater Depression

- Häufigkeit: mindestens 3-mal/Woche
- Dauer: 30–60 Minuten
- Intensität: 60–80% der $HF_{max.}$ (nach ca. 4–6 Wochen Training)
- Empfehlung: Dokumentation des Entwicklungsfortschritts in Lauftagebuch

Sofern es gelingt einen Patienten überhaupt zu mobilisieren, dann sollte ausdauerndes Laufen mindestens 3-mal wöchentlich im Umfang zwischen 30 und 60 Minuten zum Therapieprogramm gehören (▶ Übersicht). Dabei sollte die Intensität zu Beginn einer lauftherapeutischen Behandlung zunächst relativ niedrig sein. Es geht zu Beginn der Lauftherapie zunächst darum, dass ein Patient überhaupt erst einmal in der Lage ist, sich über die Trainingsdauer kontinuierlich zu bewegen (»Erste Schritte«: ▶ Kap. 5). Hier können dann auch psycho-soziale Wirkmechanismen greifen. Der Patient erfährt positive Verstärkung durch den Lauftherapeuten und lernt seine Umwelt auch sinnlich wahrzunehmen. Dies führt häufig zu einem Ablenkungseffekt, der nachfolgend stimmungsaufhellend wirken kann. Eine Dokumentation des Entwicklungsfortschritts (Dokumentation der Laufstrecke sowie der Belastungs- und Regenerationszeiten in einem Lauftagebuch) kann die Selbstwirksamkeit steigern und somit bei der Linderung der Depressionssymptomatik helfen.

Nach ca. vier bis sechs Wochen lässt sich die Trainingsintensität dann auf 60–80% der maximalen Herzfrequenz erhöhen, um sich der Effekte der Hypofrontalität zu bedienen. Im submaximalen Belastungsbereich wird der präfrontale Cortex herunterreguliert und die für Depressionen typischen nicht enden wollenden negativen Gedanken und Selbstgespräche, die in diesem Hirnbereich entstehen, können nicht entstehen. Darüber hinaus wird vermutet, dass erst bei höheren Belastungsintensitäten verschiedene Neurotransmitter im Körper wirksam werden und positive Stimmungseffekte nach sich ziehen können.

Bei schweren Depressionen sollte neben einer medikamentösen Therapie eine Lauftherapie, zur Verkürzung der Latenzzeit von Medikamenten, mit ähnlichen Belastungsnormativen erfolgen.

Empfehlungen für Lauftherapie bei schwerer Depression

- Häufigkeit: mindestens 3-mal/Woche
- Dauer: 30–60 Minuten
- Intensität: 60–80% der $HF_{max.}$
- Zeitraum: mindestens 12 Wochen
- Organisationsform: Gruppentraining ist dem Einzeltraining leicht vorzuziehen!

Literatur

Alfermann D, Stoll O (2010) Kurz- und langfristige Effekte von Bewegung und Sport auf die psychische Gesundheit. In: Stoll O, Pfeffer I, Alfermann D (Hrsg.) Lehrbuch Sportpsychologie (S. 297–328). Hans Huber, Bern

Blumenthal JA, Babyak MA, Doraiswamy PM, Watkins L, Hoffman BM, Barbour KA, Herman S, Craighead WE, Brosse AL, Waugh R, Hinderliter A, Sherwood A (2007) Exercise and pharmacotherapy in the treatment of major depressive disorder. Psychosomatic Medicine, 69, 587–596

Brené S, Bjørnebekk A, Åberg E, Mathé AA, Olson L, Werme M (2007) Running is rewarding and antidepressive. Physiology & Behavior, 92, 136–140

Daley A (2008) Exercise and depression: A review of revies. J Clin Psychol Med Settings, 15, 140–147

Davison GC, Neale JM, Hautzinger M (2007) Klinische Psychologie. Beltz, Weinheim

Deutsche Gesellschaft für Psychiatrie, Psychotherapie und Nervenheilkunde (DGPPN) (2009). S3-Leitlinie/Nationale VersorgungsLeitlinie Unipolare Depression Langfassung Version 1.1. Zugriff im Juni 2010 unter http://www.depression.versorgungsleitlinien.de

Dietrich A (2004) Neurocognitive mechnisms underlying the experience of flow. Concsiousness and Cognition, 13, 746–761

Dietrich A (2006) Transient hypofrontality as a mechanism for the psychological effects of exercise. Psychiatry Research, 145, 79–83

Dietrich A (2007) Introduction to consciousness. Palgrave, New York

Dietrich A, McDaniel FW (2004) Cannabinoids and exercise. British Journal of Sports Medicine, 38, 50–57

Dietrich A, Sparling PB (2004) Endurance exercise selectively impairs prefrontal-dependant cognition. Brain and Cognition, 55, 516–524

Dirmaier J, Krattenmacher T, Watzke B, Koch U, Schulz H, Barghaan D (2010) Evidenzbasierte Behandlungselemente in der Rehabilitation von Patienten mit Depression – Eine Literaturübersicht. Psychother Psych Med, 60, 83–97

Haffmanns PMJ, Kleinsman ACM, van Weelden C, Huijbrechts IPAM, Hoencamp E (2006) Comparing running therapy with physiotraining therapy in the treatment of mood disorders. Acta Neuropsychiatrica, 18, 173–176

Knubben K, Reischies FM, Adli M, Schlattmann P, Bauer M, Dimeo F (2007) A randomised, controlled study on the effects of a short-term endurance training programme in patients with major depression. Br J Sports Med, 41, 29–33

Kolata G (2002) Runner's High? Endorphins? Fictions say some scientists. The New York Times, May, 21, p. D1

Matias I, Pochard P, Orlando P, Salzet M, DiMarzo V (2002) Presence and regulation of the endocannabinoid system in human dendritic cells. European Journal of Biochemistry, 269, 3771–3778

Mead GE, Morley W, Campbell P, Greig CA, McMurdo M, Lawlor DA (2010) Exercise for depression (review). Cochrane Database of Systematic Reviews, 2009, Issue 3. Edinburgh: University of Edinburgh, School of Clinical Sciences and Community Health

Morgan WP (1978) The mind of the marathoner. Psychology Today, 12, (April), S. 38–49

Nabkarson C, Miyai N, Sootmongkol A, Junprasert S, Yamamoto H, Arita M, Miyashita K (2005) Effects of physical exercise on depression, neuroendocrine stress hormones and physiological fitness in adolescent females with depressive symptoms. European Journal of Public Health, 16, 2, 179–184

National Institute for Health and Clinical Excellence (NICE) (2009). Depression in adults (update). Depression: the treatment and management of depression in adults. National Clinical Practice Guideline 90. Zugriff im Juni 2010 unter http://guidance.nice.org.uk/CG90/Guidance/pdf/English

Neumann NU, Frasch K (2008) Neue Aspekte zur Lauftherapie bei Demenz und Depression – klinische und neurowissenschaftliche Grundlagen. Deutsche Zeitschrift für Sportmedizin, 59, 2, 28–33

Perraton LG, Kumar S, Machotka Z (2010) Exercise parameters in the treatment of clinical depression: a systematic review of randomized controlled trials. Journal of Evaluation in Clinical Practice, 16, 597–604

Reinhardt C, Stoll O (2007) Lässt sich Flow-Erleben über die Belastungsintensität induzieren? In: Ehrlenspiel F, Beckmann J, Maier S, Heiss C, Waldemayer D (Hrsg.) Diagnostik und Intervention – Bridging the gap (S. 114). Czwalina, Hamburg

Reinhardt C, Lau A, Hottenrott K, Stoll O (2006) Flow-Erleben unter kontrollierter Beanspruchungssteuerung. Zeitschrift für Sportpsychologie, 13, 140–146

Russo EB (2004) Clinical Endocannbinoid Deficency (CECD): Can this concept explain therapeutic benefits of cannabis in migraine, fibromyalgia, iiritable bowel syndrome and other treatment-resistant condition? Neuroendocrinological Letters, 25, 31–39

Stoll O, Stoll M (1996) Endorphine – Schmerzkiller und Wunderdroge. Wunsch oder Wirklichkeit. In: Conzelmann A, Gabler H, Schlicht W (Hrsg.) Soziale Interaktionen und Gruppen im Sport (S. 137–145). bps, Köln

Stoll O (1997) Endorphine, Laufsucht und Runner's High. Aufstieg und Niedergang eines Mythos. Leipziger Sportwissenschaftliche Beiträge, 28 (1), 102–121

Lauftherapie in der praktischen Behandlung von Essstörungen

Als Essstörung bezeichnet man eine Verhaltensstörung mit meist ernsthaften und langfristigen Gesundheitsschäden. Zentral ist die ständige gedankliche und emotionale Beschäftigung mit dem Thema »Essen«. Sie betrifft vor allem eine Verweigerung oder ein Übermaß an Nahrungsaufnahme. Damit einher gehen in der Regel psychosoziale Störungen und Probleme mit der Einstellung zum eigenen Körper. Für uns Menschen ist eine regelmäßige Zufuhr von Nahrung und Flüssigkeit lebensnotwendig. Doch neben dieser biologischen Komponente sind unsere Ess- und Trinkgewohnheiten von unserem sozio-kulturellen Hintergrund abhängig. Dementsprechend werden diese Gewohnheiten sowohl von gesellschaftlichen als auch von religiösen Normen beeinflusst.

Betrachten wir in diesem Zusammenhang den Umgang mit Leibesfülle in unseren heutigen westlichen Industrienationen, wird dieser sehr häufig mit Ablehnung und Unverständnis begegnet. Während ein schlanker Mensch als makellos, attraktiv und häufig auch in Verbindung mit Erfolg gesehen wird, werden übergewichtige Menschen mit Skepsis betrachtet. Wer schlank ist, kommt einem Ideal nahe, das gesellschaftlich verankert und anerkannt ist. In Zeiten eines Überangebots an Nahrung kann man in Bezug auf dieses schlanke Schönheitsideal schon fast von einem Widerspruch in sich sprechen, denn das durchschnittliche Körpergewicht bei Frauen ist bei gestiegenem Nahrungsmittelangebot und abnehmender körperlicher Beanspruchung gestiegen. Daraus resultiert für viele Frauen eine Diskrepanz zwischen ihrem Selbstbild und dem vorgegebenen »Ideal« (vgl. Lieb, Frauenknecht & Brunnhuber, 2008, S. 356).

So scheinen Störungen in diesem Kontext eine Erscheinung unserer Gesellschaft zu sein, in der Adipositas auf der einen Seite und Essstörungen wie die Anorexia nervosa (Magersucht) oder die Bulimie (Ess-Brech-Sucht) auf der anderen Seite eine ernst zu nehmende Erkrankung darstellen.

Der Einstieg für eine Essstörung ist oft über diverse Diäten gegeben.

Ausdauersport zum Kalorienverbrennen instrumentalisiert

Ähnlich wie bei den Suchterkrankungen (▶ Kap. 8) befinden wir uns hier in einem Dilemma, wenn wir über den Einsatz von Lauftherapie bei Patienten reflektieren, denn gerade ausdauersportliche Bewegung wird oftmals zum Kalorienverbrennen instrumentalisiert und kann somit verstärkend bezogen auf die Aufrechterhaltung dieser Indikation wirken. Gleichwohl – und das möchten wir in diesem Kapitel aufzeigen – kann therapeutisches Laufen, unter Berücksichtigung, der in diesem Buch immer wieder thematisierten psychotherapeutischen Ansätze, eine wirksame Hilfe in der Rehabilitation von betroffenen Patienten darstellen.

7.1 Indikationen

Im Lehrbuch von Stoll, Pfeffer & Alfermann (2010) werden die Essstörungen, basierend auf der o. g. Überlegung auch als »Nebenwirkung« von sportlicher Aktivität behandelt. Die weiteren Ausführungen orientieren sich daher auch an dieser Publikation. Im Folgenden werden die Indikationen für Übergewicht bzw. Adipositas einerseits, aber auch für Anorexia und Bulimia nervosa andererseits näher beschrieben.

7.1.1 Übergewicht und Adipositas

Übergewicht = BMI >25, Adipositas = BMI >30

Übergewicht und Adipositas gelten nicht als Essstörungen und auch ihr Zusammenhang damit ist ungeklärt. Stice (2002) kommt in einer Bewertung vorliegender Befunde zu dem Schluss, dass Übergewicht und Adipositas keine Risikofaktoren für Essstörungen darstellen. Wohl aber gelten sie als gesundheitliche Risikofaktoren. Neben anderen diagnostischen Kriterien wird Übergewicht bzw. Adipositas vorwiegend über den Body-Mass-Index (BMI) definiert. Dabei wird das Körpergewicht in Relation zur quadrierten Körperlänge (kg/m^2) berechnet. Normalgewicht liegt bei einem BMI bis 25 vor, Übergewicht bei einem BMI >25, Adipositas bei einem BMI >30. Das Körpergewicht hat eine eigenständige Bedeutung für die gesundheitliche Entwicklung.

Während Untergewicht (BMI <18.5) und Mangelernährung in armen Ländern vorherrschen, zeigen epidemiologische Studien einen exponentiellen Anstieg der Adipositas in den westlichen Industrienationen. »In der deutschen Bevölkerung ab 18 Jahren sind etwa die Hälfte der Männer und ein Drittel der Frauen übergewichtig; 17 Prozent der Männer und 20 Prozent der Frauen sind adipös. Lediglich ein Drittel der erwachsenen Männer wäre demnach als normalgewichtig einzustufen, bei den erwachsenen Frauen ist es knapp die Hälfte« (RKI, 2005: Gesundheitsberichterstattung des Bundes).

Ein überdurchschnittlicher BMI entsteht vorwiegend durch eine negative Bilanz von Energieverbrauch und Energiezufuhr. Dies ist aber nur eine oberflächliche Betrachtung, die beschreibenden Charakter hat. Im Einzelnen ist bisher weitgehend ungeklärt, warum die einen Menschen Adipositas entwickeln und die anderen nicht. Aus medizinischer Sicht wurde bisher auf genetische Faktoren in Kombination mit einem Nahrungsüberangebot verwiesen. Aus psychologischer Sicht werden bevorzugt umweltabhängige Determinanten (gelerntes Essverhalten und Bewegungsmangel) als Ursache gesehen und hierin auch der Schlüssel zur Gewichtsveränderung gesehen.

Eine viel beachtete neuere Studie zeigt zudem, dass es offensichtlich auch soziale Umweltfaktoren sind, die Adipositas begünstigen. Christakis und Fowler (2007) sprechen in dem Zusammenhang von sozialer Ansteckung. Sie konnten in einer längsschnittlichen Untersuchung über 32 Jahre nachweisen, dass Adipositas begünstigt wird, wenn auch gleichgeschlechtliche Freunde Adipositas entwickeln. Dies würde dafür sprechen, dass wir uns bevorzugt mit Personen ähnlichen Gewichts bzw. Körperumfangs umgeben und/oder diesen nacheifern. Adipositas gilt als Risikofaktor für lebensstilabhängige Erkrankungen wie Diabetes, Schlaganfall und Bluthochdruck. Mit Adipositas gehen auch psychische Begleiterscheinungen einher.

Gestörtes Selbstkonzept

Ähnlich wie bei den Essstörungen liegt eine erhöhte Anfälligkeit für ein gestörtes Selbstkonzept vor, indem insbesondere das Selbstwertgefühl und das Körperselbstkonzept beeinträchtigt sind. Allerdings variiert dies je nach Geschlecht, Alter und kulturellen Schönheitsidealen. Selbstwertprobleme bei Übergewicht und Adipositas finden sich insbesondere im Jugend- und jungen Erwachsenenalter, bei weiblichen Personen, in höheren Schichten und in Kulturen mit einem strengen Schlankheitsideal. Unzufriedenheit mit der eigenen Figur stellt bei Frauen einen starken Motivationsfaktor für Maßnahmen zur Gewichtsreduktion dar, und sportliche Aktivität ist neben Diäten die wichtigste Maßnahme. Der Wunsch nach einer besseren Figur wird als stärkster und dauerhaftester Beweggrund für sportliche Aktivität von US-Amerikanerinnen genannt (Heinberg, Thompson & Matzon, 2001). Auch in Studien an deutschen Stichproben fühlen sich Frauen stärker als Männer zu sportlicher Aktivität motiviert, wenn sie dadurch ihre Figur verbessern können (zusammenfassend Pfeffer & Alfermann, 2006). Frauen erleben somit nicht nur einen größeren sozialen Druck hin zu einer schlanken Figur, sie bemühen sich auch stärker darum, und das mit Erfolg: Sie sind seltener übergewichtig als Männer.

Da Übergewicht das Ergebnis einer negativen Energiebilanz darstellt, stellt sich die Frage, ob durch Sport und Bewegung tatsächlich eine Reduktion des Gewichts erreicht werden kann. Deutlich wird aus der vorliegenden Literatur, dass Menschen mit Adipositas sich weniger bewegen als Menschen ohne Adipositas. Allerdings ist die Kausalrichtung (von mangelnder Bewegung zu

Adipositas oder umgekehrt) unklar (Platte, 2003). Wenn Sport und Bewegung in Interventionsprogrammen zur Gewichtsreduktion eingesetzt werden, so ergibt sich bei Erwachsenen in kombinierten Programmen mit Ernährungsumstellung und Sport ein größerer und länger anhaltender Effekt als in Programmen, die nur Ernährungsumstellung schulen.

Sport mindert Jojo-Effekt

Sport trägt außerdem dazu bei, dass der sogenannte Jojo-Effekt vermindert wird.

7.1.2 Anorexia und Bulimia nervosa

Laut ICD-10 ist die Anorexia nervosa durch einen absichtlich selbst herbeigeführten Gewichtsverlust charakterisiert. Häufig weisen essgestörte Menschen einen erhöhten oder übermäßigen Bewegungsdrang auf, der den Gewichtsverlust positiv beeinflussen soll. Als diagnostische Kriterien von Essstörungen gelten vor allem der Mangel an Kontrolle über das Essverhalten, eine übersteigerte Besorgnis um das Gewicht, ein gestörtes Körperbild und ein niedriges Selbstwertgefühl. Im Internationalen Klassifikationskatalog für Erkrankungen (ICD 10) werden unter der Klassifikation F50 verschiedene Essstörungen aufgeführt, von denen die bekanntesten und am häufigsten untersuchten Störungen die Anorexia nervosa (F50.0) und die Bulimia nervosa (F50.2) sind. Darüber hinaus werden im Diagnostischen und Statistischen Manual Psychischer Störungen (DSM IV) auch übermäßige und unkontrollierbare Essattacken (Binge-Eating) genannt. Diese finden sich vorwiegend bei Personen mit Übergewicht und Adipositas. Ähnlich wie bei Anorexie und Bulimie haben diese Personen keine Kontrolle über ihr Essverhalten und eine gesteigerte Besorgnis um ihr Körpergewicht und ihr Aussehen. Hinzu kommen ein niedriges Selbstwertgefühl und Schuldbewusstsein über die Essattacken, insbesondere bei Frauen.

Frauen anfälliger für Essstörungen

Zusammenfassend ist festzustellen, dass Frauen stärker auf ihr Gewicht achten als Männer, aber zugleich auch anfälliger für Essstörungen und ein negatives Körperbild sind, insbesondere im Jugend- und jungen Erwachsenenalter und bei vorwiegend femininer Geschlechtsrollenidentität. Etwa 90% der Personen mit diagnostizierten Essstörungen sind weiblichen Geschlechts. Angesichts der Veränderungen der Geschlechterrollen in unserer Gesellschaft könnte sich die Relation annähern. Dafür spricht beispielsweise, dass physische Attraktivität auch bei Männern eine immer wichtigere Rolle für den Lebenserfolg spielt und gerade in

Mittel- und Oberschichtberufen Schlankheit und eine sportlich-gesunde Lebensweise erwartet werden.

7.2 Bewegung und Sport bei Adipositas – zum Stand der Forschung

Ausdauersport das Mittel der Wahl

Dass sportliche Aktivität einen positiven Effekt auf die Gewichtsminderung hat, ist wissenschaftlich betrachtet, also auf der Basis methodisch gut angelegter und gut dokumentierter Studien, unbestritten. Dabei ist Ausdauersport das Mittel der Wahl. Insbesondere langsames und ‚fettverbrennendes' Laufen erscheint in diesem Kontext besonders wertvoll. Dabei gehen die Empfehlungen (► Forschungsstand) von einer sportlichen Aktivität im Mindestumfang von 5 Stunden (bzw. 2500 kcal. zusätzlich) pro Woche aus, damit sich ein Effekt überhaupt erst einstellen kann. Der Einsatz lauf- und bewegungstherapeutischer Maßnahmen bei Adipositas ist gut untersucht und so finden sich in den Leitlinien zum Thema dezidierte Hinweise zu Inhalten und Belastungsnormativen (vgl. DAG 2003, 2007; IQWIG 2009; ACSM 2009).

Bewegungstherapie und somit auch Lauftherapie wird in den Leitlinien als Teil der Standardtherapie empfohlen, da durch den erhöhten Energieverbrauch das primäre Ziel Gewichtsverlust und/oder Gewichtserhalt eher realisiert werden kann (vgl. DAG 2007). Neben den physiologischen Wirkungen wird vor allem von einer Förderung des Selbstwertes und einer Verbesserung der psychosozialen Integration berichtet (vgl. DAG 2003). In der Leitlinie der IQWIG (2009) wird zudem von einer Verbesserung der Lebensqualität berichtet. Grundsätzlich, so Hauner & Berg (2000), könnte die geringere Belastungstoleranz und eine geringere Motivation zu Sport/Bewegung ein Hindernis darstellen. Vor diesem Hintergrund erscheint es in besonderer Art und Weise angebracht, sich bei der Durchführung an den individuellen Wünschen und Bedürfnissen der Patienten zu orientieren (vgl. IQWIG 2009; Hauner & Berg 2000).

Generell werden in allen Leitlinien vor allem Ausdauersportarten empfohlen. Im Zentrum stehen dabei insbesondere Walking, Nordic Walking, Schwimmen oder Radfahren. Diese Sportarten haben neben der im Regelfall guten Verträglichkeit für den Patienten die Vorteile, dass diese leicht umzusetzen, gut dosier- und steuerbar sind und gut in den Alltag integriert werden können.

7.3 Übersicht vorliegender Studien zum Thema Sport bei Adipositas

7.3.1 Deutsche Adipositas Gesellschaft (DAG) (2007)

»Prävention und Therapie der Adipositas – Evidenzbasierte Leitlinie«

- **Studiencharakter**
  - Umfassende, systematische Literaturrecherche in wissenschaftlichen Datenbanken
  - Einteilung der recherchierten Studien in Evidenzklassen I–IV

- **Forschungsansatz**
  - Aussprache von evidenzbasierten Handlungsempfehlungen
  - Bereitstellung von Informationen für Patienten und Therapeuten

- **Ergebnisse/Empfehlungen**
  - Therapie der Adipositas besteht aus Basisprogramm mit 3 Säulen: Ernährungs-, Bewegungs- und Verhaltenstherapie; Therapiedauer: mind. 6 Monate
  - Programm besteht aus 2 Phasen:
    1. Gewichtsreduktion
    2. Gewichtserhaltung
  - Bewegungstherapie:
    - Durch einen erhöhten Energieverbrauch trägt vermehrte körperliche Aktivität zur Gewichtsabnahme und noch stärker zur Gewichtserhaltung bei. Dieser Effekt ist dem Energieverbrauch weitgehend proportional (III).
    - Für messbare Reduktion des Gewichts ist zusätzlicher Energieverbrauch von 2500 kcal/Woche erforderlich; Umfang von mind. 5 h zusätzlicher körperlicher Aktivität pro Woche (III).
    - Besonders geeignet in Phase der Gewichtserhaltung; Umfang: mind. 3–5 h/Woche; Energieverbrauch von mind. 1500 kcal/Woche (IV)
    - Steigerung der Alltagsaktivität hat ebenfalls günstigen Effekt (I)
    - Unklar ist, wie Häufigkeit/Dauer/Intensität hinsichtlich eines optimalen Gewichtseffekts zu gestalten sind
    - Empfehlung: Orientierung an einem Herz-Kreislauf-Training (75% der $HF_{max.}$ oder Karvonenformel)

Messbare Gewichtsreduktion ab 2500 kcal/Woche

- Kombination von Ausdauer- und Krafttraining erhöht die Kraft und halbiert die Abnahme der fettfreien Masse, steigert jedoch nicht den Fettverlust (IV)

7.3.2 DAG (2003)

»Adipositastherapie in Reha-Kliniken – Leitlinie«

- **Studiencharakter**
- Ergänzung zur DAG-Leitlinie »Prävention und Therapie der Adipositas«
- Für Fach- und Reha-Kliniken gedacht

- **Forschungsansatz**
- Orientierung und Hilfestellung für die in der Adipositasbehandlung Tätigen
- Zur praktischen Umsetzung einer qualifizierten Behandlung

Hilfestellung für Adipositastherapie in Reha-Kliniken

- **Empfehlungen**
- Bewegungstherapie ist grundsätzlich bei jedem adipösen Patienten durchzuführen
- Fördert das Selbstwertgefühl und die psychosoziale Integration
- Positive metabolische und hämodynamische Auswirkungen
- Ziel der Bewegungstherapie: Anleitung und Motivation des Patienten zu langfristiger körperlicher Aktivität
- Bewegungsprogramm und -intensität müssen auf die individuellen Gegebenheiten und auf vorliegende Kontraindikationen abgestimmt werden
- Individuelle Trainingsherzfrequenz mit Ergometrie ermitteln
- Als Trainingsherzfrequenz (THF) wird eine Herzfrequenz empfohlen, die 10 Schläge/Minute unter der mit üblichen Formeln ermittelten THF liegt
- Durchführung: am besten in Gruppentherapie
- Bei extremer Adipositas sind enge Grenzen von Bewegungsmöglichkeiten gegeben, diese beachten!
- Besonders günstig: Ausdauertrainingseinheiten unter Einsatz vieler und großer Muskelgruppen (Schwimmen, Fahrradfahren, Walking), übermäßige Belastungen der Gelenke, insbesondere der unteren Extremität, sollen vermieden werden
- Körperliche Aktivität mind. 1-mal/Tag über 45 Minuten

Gruppentherapie empfehlenswert

- Zusätzliche Therapieformen wie Kraftausdauertraining oder Gymnastik fördern die Kraft, Beweglichkeit, Koordination, können aber das Ausdauertraining nicht ersetzen
- Wichtig: Aufklärung des Patienten über die gesundheitlichen positiven Aspekte der körperlichen Aktivität

7.3.3 RKI (2005)

»*Übergewicht und Adipositas*« Gesundheitsberichterstattung des Bundes – Heft 16

Studiencharakter

- Keine Angaben

Forschungsansatz

- Liefert daten- und indikatorengestützte Beschreibungen und Analysen zu allen Bereichen des Gesundheitswesens;
- Hier: Übergewicht und Adipositas

Empfehlungen

Mehr Muskelmasse = kein größerer Gewichtsverlust

- Basisprogramm besteht aus 3 Säulen (► DAG).
- Zusätzliche Durchführung eines Bewegungsprogramms begleitend zur Ernährungsumstellung führt nicht zwangsläufig zu einem größeren Gewichtsverlust, weil es neben der Reduktion der Fettmasse zu einer Zunahme der Muskelmasse kommt.
- Förderung von körperlicher Aktivität ist besonders für die Aufrechterhaltung des Gewichtsverlusts hilfreich (Zunahme der Muskelmasse führt zur Erhöhung des Grundumsatzes).
- Geeignet: Ausdauersportarten (Walking, Jogging, Radfahren, Schwimmen).
- Wichtig: Förderung der körperlichen Aktivität im Alltag.
- Sinnvoll ist auch Kraftsport (wirkt Abbau der Muskelmasse entgegen).

7.3.4 Institut für Qualität und Wirtschaftlichkeit im Gesundheitswesen (IQWiG) (2009)

»Systematische Leitlinienrecherche und -bewertung sowie Extraktion relevanter Inhalte zu Adipositas für die Erstellung eines DMP-Moduls Adipositas – Abschlussbericht«

- **Studiencharakter**
  - Bewertung und Extraktion von Empfehlung aus 10 evidenzbasierten Leitlinien (DAG-Leitlinie eingeschlossen)

- **Forschungsansatz**
  - Aufarbeitung des Sachstandes von entsprechenden Leitlinien für ein zukünftiges Disease-Management-Programm (DMP)-Modul Adipositas

- **Empfehlungen**
  - Allgemeine Empfehlungen:
    - In 4 Leitlinien wird die Steigerung der körperlichen Aktivität sowohl zur Gewichtsreduktion als auch zur Gewichtsstabilisierung empfohlen.
    - 2 Leitlinien betonen, dass durch körperliche Aktivität auch ein positiver Effekt auf Komorbiditäten erzielt werden kann.
    - Angaben zur Dauer variieren zwischen mindestens 10–30 Minuten an 3 Tagen der Woche und 3–5 h pro Woche.
  - Bewegungstherapie zur Gewichtsreduktion:
    - In 3 Leitlinien wird körperliche Aktivität zur Gewichtsreduktion empfohlen (höchstes Evidenzlevel)
    - Kombination von körperlicher Aktivität und Diät erhöht den Gewichtsverlust und trägt zum Erhalt der fettfreien Masse bei.
  - Bewegungstherapie zur Gewichtserhaltung:
    - In 2 Leitlinien wird körperliche Aktivität zur Gewichtserhaltung empfohlen (höchstes Evidenzlevel)
    - Langzeitstudien zeigen, dass körperliche Aktivität zur Beschränkung des Körperfetts und Vermeidung einer erneuten Gewichtszunahme effektiver ist als eine Diät.
  - Art der körperlichen Aktivität:
    - Steigerung der Alltagsaktivität
    - Ausdauer und Krafttraining
  - Zusätzliche Effekte von körperlicher Aktivität:
    - Prävention und Management kardiovaskulärer Erkrankungen und Typ2-Diabetes
    - Positiver Effekt auf Arthritis
    - Verringerung der Medikamenteneinnahme
    - Verbesserung der Lebensqualität
    - Langfristige Verbesserung von Blutfett- und Blutdruckwerten wird von einer Leitlinie als unklar eingeschätzt

Prävention kardiovaskulärer Erkrankungen und Typ2-Diabetes

7.3.5 ACSM (2009)

»*Appropriate physical activity intervention strategies for weight loss and prevention of weight regain for adults*« (position stand)

- **Studiencharakter**
  - Keine Angaben

- **Forschungsansatz**
  - Update zu »position stand« von (2001)
  - Gibt Empfehlung hinsichtlich körperlicher Aktivität und wie diese sinnvoll zum Gewichtsverlust/Gewichtserhalt eingesetzt werden kann

- **Empfehlungen**
  - Körperliche Aktivität wird empfohlen zum Gewichtsverlust und Gewichtserhalt.
  - Es besteht Evidenz dafür, dass moderate-intensive körperliche Aktivität von 150–250 Minuten/Woche zum Gewichtserhalt beiträgt, aber nur moderaten Gewichtsverlust bewirken kann.

150–250 Minuten/Woche für Gewichtserhalt

  - Größere körperliche Aktivitätsumfänge (<250 Minuten/Woche) bewirken einen klinisch bedeutsamen Gewichtsverlust: »It seems that more is better«

7.3.6 Hauner & Berg (2000)

»*Körperliche Bewegung zur Prävention und Behandlung der Adipositas*«

- **Studiencharakter**
  - Keine Angaben

- **Forschungsansatz**
  - Bewegungsmangel ist Hauptursache für die weitere Zunahme der Adipositas.
  - Steigerung der körperlichen Aktivität sollte eine essenzielle Komponente jedes Gewichtsreduktionsprogramms sein! Stellenwert von Laufen ist vielen Patienten und Ärzten unklar, soll deshalb in diesem Beitrag herausgestellt werden!
  - Regelmäßige körperliche Aktivität bestimmt wesentlich den Therapieerfolg!

- **(Praktische) Empfehlungen**
  - Intensität und Dauer der körperlichen Aktivität auf die individuellen Bedürfnisse und Möglichkeiten des Patienten abstimmen (Adipöse haben geringere Belastungstoleranz und geringere körperliche Leistungsfähigkeit, zudem ist die Motivation zu körperlicher Aktivität schwer!)
  - Regelmäßige körperliche Aktivität niedriger Intensität (»Körperliche Aktivität hoher Intensität scheint bei Adipösen keine entscheidenden Vorteile gegenüber einer solchen von niedriger oder mittlerer Intensität zu bieten« (S. 773); geringere Intensität lässt sich leichter praktisch umsetzen, lässt sich häufig durchführen und wird besser toleriert.
  - Immer mit einfachen Aktivitäten auf niedriger Belastungsstufe beginnen, Aktivität soll auf längere Dauer durchführbar sein.
  - Geeignete Sportarten: Gehen, Schwimmen, Radfahren
  - Besonders günstig: zügiges Gehen
  - Mit verbesserter körperlicher Fitness kommen auch anstrengendere Belastungsarten in Frage: Jogging, Aerobic; doch: anaerobe Spitzen, zu große Gelenkbelastung vermeiden
  - Am besten am Wohnort und unter Anleitung
  - Bewegung soll Spaß machen und sich problemlos in den Alltag integrieren lassen
  - Zusätzlicher Energieverbrauch durch körperliche Aktivität von 1000 kcal/Woche empfohlen plus Steigerung der Alltagsaktivität = 2000 kcal/Woche

Große Gelenkbelastung vermeiden

7.4 Praktische Hinweise zum Einsatz von Lauftherapie bei Adipositas

Daraus ergibt sich für die Anwendung der Lauftherapie im Kontext von Adipositas, dass Laufen und Walken gut eingesetzt werden können und zudem noch viele Variationsmöglichkeiten bieten (Beginn mit Gehen gegebenenfalls Aquajogging, Nordic Walking und bei verbessertem Fitnesszustand auch Jogging). Ein weicher Laufboden, gutes Schuhmaterial und eine eher niedrige Laufintensität sorgen zunächst für eine gute Ausgangsbedingung, in der sich der Patient auch unter Belastung noch wohlfühlen kann. Läufe im Wald oder in abwechslungsreicher Natur lenken oftmals von Anstrengungswahrnehmungen ab und erhöhen die Trainingsmotivation.

Gespräche zwischen Lauftherapeuten und Patienten, die insbesondere den Entwicklungsfortschritt (Gewichtsverlust, Veränderung des Körperumfangs, verbesserte Belastungs- und Erholungswerte) zum Inhalt haben sollten, werden seitens des Patienten als positive Verstärkungen wahrgenommen, die ebenfalls für die Aufrechterhaltung der Trainingsmotivation wichtig sind. Das Anlegen, Führen und Reflektieren eines Lauftagebuches hilft diesbezüglich ebenfalls. Die Laufintensität sollte eher niedrig sein, da in den niedrigeren Intensitätsbereichen eher der Fettstoffwechsel aktiviert wird. Dafür darf der Umfang der Belastung durchaus auch 60 Minuten überschreiten (in Richtung 75 Minuten). Laufen in der Gruppe, allerdings dann gemeinsam mit adipösen Frauen und Männern, fördert die Kommunikation untereinander. Gemeinsames Gruppenerleben steigert dann auch schneller das Wohlbefinden.

Besonders wichtig aus Sicht des Lauftherapeuten ist die ständige Kontrolle der Intensität, die keinesfalls zu hoch sein sollte.

Neben möglicherweise schnell auftretender Ermüdungserscheinung besteht bei Adipositas-Patienten immer die Gefahr der Überlastung von Muskeln und Gelenken aufgrund des anfangs hohen Körpergewichts.

Vor dem Hintergrund der aktuellen Befundlage ergeben sich folgende Empfehlungen für die Durchführung von Sport bzw. Bewegung und/oder einer Lauftherapie bei Adipositas.

Empfehlungen für Lauftherapie bei Adipositas

- Häufigkeit: 3- bis 5-mal/Woche
- Dauer: 30–60, bis zu 75 Minuten
- Intensität: 60–75% der $HF_{max.}$, in der Regel sind niedrigere Intensitäten (60%) eher sinnvoll
- Zeitraum: unbegrenzt, erste Wirkungen stellen sich nach ca. 8 Wochen regelmäßigen Laufens ein
- Organisationsform: Gruppentraining ist dem Einzeltraining vorzuziehen (sozialer Aspekt)
- Je nach Ausgangsniveau sollte zunächst mit leichtem Gehen bzw. Walken begonnen werden. Laufen ist nach Erreichung eines entsprechenden Fitnesszustandes sinnvoll und empfehlenswert. Gegebenenfalls ist eine Kombination mit Krafttraining empfehlenswert.

7.5 Lauf- und Bewegungstherapie bei Anorexia und Bulimia nervosa – zum Stand der Forschung

Essstörungen und Sport/Bewegungstherapie waren bislang eher selten Bestandteil wissenschaftlicher Untersuchungen. Hinsichtlich des Auftretens in leistungssportlichem Kontext finden sich diesbezüglich deutlich mehr Studien. In der »Deutschen Zeitschrift für Sportmedizin« finden sich z. B. zwei Artikel von Wanke et al. (2004, 2007), die Essstörungen und Sport näher betrachten. Wenn auch das Augenmerk eher auf dem Auftreten von Essstörungen bei Sportlern liegt, so werden auch allgemeine praktische Empfehlungen zur Sporttherapie in der Behandlung von Essstörungen gemacht.

Sport und Bewegung scheint bis zum heutigen Tage eher nicht Bestandteil der Standardtherapie bei anorektischen Patienten zu sein (vgl. Ehrig 2008). Sie wird in der deutschen Leitlinie der Arbeitsgemeinschaft der wissenschaftlich medizinischen Fachgesellschaften (AWMF) (2006) nur kurz erwähnt. Die Autoren erwähnen allerdings die Möglichkeit eines dem körperlichen Zustand des Patienten angepasstes Bewegungsprogramm. Dies scheint keinen negativen Einfluss auf die Gewichtsentwicklung zu haben und verbessert darüber hinaus die Lebensqualität und u. U. die Compliance (Thien et al. 2001). Wanke et al. (2004) berichten von möglichem Spannungsabbau, positiver Beeinflussung der Körperschemastörung und des häufig gestörten Körperbildes durch moderaten Sport.

Vorzugsweise Entspannungsverfahren und Übungen zur Körperakzeptanz

Weiterhin ist in einem Beitrag von Wanke et al. (2007) Sporttherapie als Teil eines Mehr-Punkte-Programms aufgeführt. Ziel der sporttherapeutischen Maßnahme ist die Rückfallprophylaxe und »die Erweiterung der Psychotherapie um sporttherapeutische Aspekte erleichtert anorektischen Patienten die Gewichtszunahme, unterstützt bulimische Patienten bei der Annahme ihres Körpers und führt zu einer zunehmenden inneren Freiheit« (vgl. Wanke et al. 2007, S. 375). Wenn Sporttherapie eingesetzt wird, dann ist diese inhaltlich eher in Richtung Entspannungsverfahren, Übungen zur Körperakzeptanz etc. ausgestaltet (Thien et al. 2001).

In anderen Studien und Berichten hingegen finden sich keine Aussagen zur Bewegungs- und Lauftherapie (vgl. DHS 2004; Legenbauer & Herpertz 2008; Ehrig 2008). Legenbauer & Herpertz (2008) nennen die Psychotherapie als Therapie der Wahl. Auch in der britischen Leitlinie (NICE) sieht man den Einsatz von Sporttherapie eher kritisch, da die Evidenzlage als unklar beschrieben wird. Die American Psychological Association (APA) (2006) hingegen weist auf hinreichende Evidenzen für ein »supervised graded exercise program« (z. B. Yoga) hin. NICE (2004) ergänzt, dass durch Bewegungstherapie die Häufigkeit der Essattacken reduziert werden kann.

Die Leitlinie der APA (2006) gibt sehr detaillierte Infos zum Einsatz der Sporttherapie im Kontext von Essstörungen. Zwei aktuelle Studien von Bratland-Sanda et al. (2010a, 2010b) untersuchten das Aktivitätslevel essgestörter Patienten und geben ebenfalls Hinweise, wie ein Bewegungsprogramm für diese Patienten gestaltet werden sollte.

Die APA (2006) gibt folgende Empfehlungen differenziert nach Art der Essstörung:

Für Patienten, die an Anorexia nervosa leiden:

- Bewegung/Sport muss an Nahrungsaufnahme bzw. Energieverbrauch angepasst werden und Knochendichte/kardiale Leistungsfähigkeit der Patienten beachtet werden (individuelle Bewegung/Sport)
- Bewegung/Sport erst bei Erreichen eines »sicheren Gewichts«; bei stark untergewichtigen Patienten sollte Sport/Bewegung eingeschränkt, genau überwacht und dokumentiert werden
- Fokus der körperlichen Aktivität liegt auf Verbesserung der körperlichen Fitness und nicht darauf, Kalorien zu verbrennen!
- Ziel von Sport und Bewegung muss die Wiederherstellung einer positiven Beziehung zum eigenen Körper sein – sie soll den Patienten dabei helfen, wieder Kontrolle über ihre körperlichen Aktivitäten zu gewinnen und Freude und Spaß an der Bewegung zu erfahren, ohne zwanghafte Verhaltensweisen und Selbstversklavung. Um dies erreichen zu können, sollte die Aktivität in der Gruppe erfolgen oder eine Mannschaftssportart betrieben werden.
- Die APA (2006) empfiehlt Sportarten wie z. B.: Fußball, Basketball, Volleyball oder Tennis.

Mannschaftssportarten empfehlenswert

Für Patienten, die an Bulimia nervosa leiden, gilt Ähnliches:

- »Promote healthy but not compulsive exercise patterns« (APA 2006, 19).
- Inhaltlich sollte dies ähnlich der Therapie wie bei Anorexia nervosa gestaltet sein!

Das Thema Lauftherapie bei Anorexia-Patienten wird in der Tat aktuell sehr kritisch diskutiert. Dieser Aspekt ist wissenschaftlich betrachtet bisher nicht explizit Gegenstand von Untersuchungen. Allerdings führen Wanke et al. (2004) Ausdauersport als Möglichkeit zur Beseitigung der reduzierten Leistungsfähigkeit bei Erkrankten auf. Konkrete Empfehlungen diesbezüglich gibt es allerdings nicht (► Studienübersicht).

7.6 Übersicht vorliegender Studien zum Thema Lauf- und Bewegungstherapie bei Anorexia und Bulimia nervosa

7.6.1 Arbeitsgemeinschaft der Wissenschaftlichen Medizinischen Fachgesellschaften (AWMF) (2006)

»Leitlinie Essstörungen (F50)«

- **Einbezogene Studien**
- 23 Studien (Studientypus etc. nicht näher beschrieben)
- Darunter auch APA+NICE-Leitlinie

- **Forschungsfrage**
- Zusammenfassung aktueller wissenschaftlicher Erkenntnisse
- Herausgabe von Empfehlungen

- **Ergebnisse/Empfehlungen (in Bezug auf Bewegungstherapie)**
- Leitsymptome bei Anorexia nervosa und Bulimia nervosa: übertriebene körperliche Aktivität, die von einigen Patientinnen wie ein Zwang erlebt wird
- Empfehlungen:
  - Ggf. auch körperbezogene Interventionen (z. B. Entspannung, Übungen zur Körperakzeptanz)
  - Ein dem körperlichen Zustand der Patientinnen angepasstes Bewegungsprogramm scheint keinen negativen Einfluss auf die Gewichtsentwicklung zu haben und verbessert möglicherweise die Compliance (Thien et al., 2000)

Körperliche Aktivität als Zwang

- **Diskussion**
- Keine Angaben

7.6.2 NICE (2004)

»Eating disorders core interventions in the treatment and management of anorexia nervosa, bulimia nervosa and related eating disorders« – National Clinical Practice Guideline Number CG9

Einbezogene Studien

- Entwicklung der Leitlinie erfolgte nach bestehender NICE-Methodik.
- Eingeschlossen sind neueste und qualitativ hochwertige Studien (>400 Studien eingeschlossen) und APA-Leitlinie

Forschungsfrage

- Spricht Empfehlungen »for identification, treatment and management« von Essstörungen (Anorexie, Bulimie, atypische Essstörungen) aus
- + Evaluation bestehender Therapien, daraus Entwicklung der »best practice« und Implementierungshilfen
- Klassifikation der Evidenzlevel und Empfehlungen (S. 54):
  - I = höchstes Evidenzlevel = Empfehlungsgrad A (mind. 1 RCT liegt vor)
  - II, III = Empfehlungsgrad B (qualitativ hochwertiges CT)
  - IV = niedrigstes Evidenzlevel = Empfehlungsgrad C (Expertenmeinung)

Ergebnisse/Empfehlungen (in Bezug auf Bewegungstherapie)

- Anorexia nervosa:
  - Eingeschlossene Studie: Thien et al., 2000
  - Unklar (heißt: Evidenz reicht nicht aus, um Aussage zu treffen), ob Massage und Bewegungstherapie als Zusatz zur Standardbehandlung im Vergleich zur Standardbehandlung allein irgendeinen Effekt auf das Gewicht haben (I)
  - Unklar, ob Massage und Bewegungstherapie im Vergleich zur Standardbehandlung von den Patienten besser akzeptiert wird (I)
- Bulimia nervosa:
  - Bewegungstherapie hat im follow-up nach 18 Monaten positiven Effekt auf die Häufigkeit der Essattacken (I)
  - Unklar, ob Unterschied zwischen Bewegungstherapie und CBT hinsichtlich der Häufigkeit des »Purging«-Verhaltens (Erbrechen, Missbrauch von Laxanzien, Diuretika oder Klistieren) (I)
  - Unklar, ob Bewegungstherapie oder CBT von den Patienten besser akzeptiert wird (I)

  - Positiver Effekt auf die Stimmung (Babyak et al., 2000)
- Atypische Essstörung:
  - Keine Aussage zur Bewegungstherapie
- Zusammenfassung:
  - *Einsatz somatischer Therapie (= Massage/Bewegungstherapie) in UK selten.*
  - *Doch: Bewegungstherapie kann Häufigkeit der Essattacken reduzieren.*
  - *Es liegen momentan keine Studien vor, die Bewegungstherapie als effektive Behandlungsmethode herausstellen.*
  - *Solange Evidenz unklar, ist es unwahrscheinlich, dass sich Bewegungstherapie als Behandlungsoption in UK etabliert.*

Bewegungstherapie kann Häufigkeit von Essattacken reduzieren

Diskussion

- Im Allgemeinen fehlen Studien, die eine Aussage zur Effektivität und Effizienz einzelner Behandlungsmethoden treffen.

7.6.3 American Psychiatric Organisation (APA) (2006)

»Practice guideline for the treatment of patients with eating disorder – Third edition«

Einbezogene Studien

- 334 »clinical trials« (auch RCTs) + Meta-Analysen
- 634 »review articles«
- Gesamt: 968 Forschungsarbeiten eingeschlossen

Forschungsfrage

- Zusammenfassung aktueller wissenschaftlicher Erkenntnisse
- Herausgabe von Empfehlungen klassifiziert nach:
  - I = »recommended with substantial clinical confidence«
  - II = »recommended with moderate clinical confidence«
  - III = »May be recommended on the basis of individual circumstances«

Ergebnisse/Empfehlungen (in Bezug auf Bewegungstherapie)

- Anorexia nervosa:
  - Körperliche Aktivität muss an Nahrungsaufnahme bzw. Energieverbrauch angepasst werden und Knochendichte/kardiale Leistungsfähigkeit der Patienten beachtet werden (individuelle körperliche Aktivität) (I)

Körperliche Aktivität erst bei »sicherem Gewicht«

- Körperliche Aktivität erst bei Erreichen eines »sicheren Gewichts« (I)
- Bei stark untergewichtigen Patienten sollte körperliche Aktivität eingeschränkt, genau überwacht und dokumentiert werden.
- Fokus der körperlichen Aktivität liegt auf Verbesserung der körperlichen Fitness und nicht darauf, Kalorien zu verbrennen! (I)
- Ziel der körperlichen Aktivität ist des Weiteren die Wiederherstellung einer positiven Beziehung zum eigenen Körper – sie soll den Patienten dabei helfen, wieder Kontrolle über ihre körperlichen Aktivitäten zu gewinnen und Freude/Spaß an der Bewegung zu erfahren, ohne zwanghafte Verhaltensweisen und Selbstversklavung
- Körperliche Aktivitäten sollten:
  - *In einer Mannschaft/Gruppe stattfinden*
  - *Nicht einsam/eigenbrötlerisch betrieben werden*
  - *Angenehm und unterhaltsam sein*
  - *Nicht dem Zweck dienen, Kalorien zu verbrennen oder die Figur zu formen (S. 42)*
- Empfohlene Sportarten sind z. B.: Fußball, Basketball, Volleyball oder Tennis
- Es gibt Evidenz für ein »supervised graded exercise program« (z. B. Yoga)

- Bulimia nervosa:
  - »Promote healthy but not compulsive exercise patterns« (S. 19)
  - Binge eating disorder:
    - Alternative Therapien ohne »Diätkomponente« und mit Fokus auf Steigerung der körperlichen Aktivität wurden entwickelt, hilft bei Gewichtsreduktion

Diskussion

- Hier sind u. a. weitere Studien nötig: Dosis-Wirkungs-Beziehung (Wie lange und intensiv soll Therapie sein, um optimale Ergebnisse zu erreichen?).

7.6.4 Bratland-Sanda et al. (2010)

»I'm not physically active – I only go for walks«: Physical activity in patients with longstanding eating disorders

- **Einbezogene Studien**
  - Querschnittsstudie; VG (n=59) stationär behandelte Patientinnen mit lang bestehender Essstörung
  - KG (n=53) »Gesunde«

- **Forschungsfrage**
  - Essgestörte Patienten sind deutlich sportlicher aktiv als die Allgemeinbevölkerung und anorektische Patienten sind körperlich aktiver als bulimische Patienten. Angaben zu atypischen Essstörungen fehlen (noch)
  - Empirische Befunde dazu widersprüchlich; liegt evtl. am Assessment-Instrument!
  - Ziel der Studie:
    - Gibt es Unterschiede im Aktivitätslevel (moderate bis anstrengende Aktivität) bei subjektiver Angabe vs. objektiver Messung mit Accelerometer?
    - Gibt es Unterschiede in den Gründen, warum Sport getrieben wird bei essgestörten und gesunden Individuen?

- **Ergebnisse/Empfehlungen (in Bezug auf Bewegungstherapie)**
  - Patientinnen treiben mehr Sport (vor allem Ausdauersport wie Walking, Nordic Walking, Jogging) als gesunde Individuen (sowohl bei subjektiver Angabe als auch objektiver Messung)
  - Das Aktivitätslevel der Patientinnen unterscheidet sich je nach Assessment (bei subjektiver Angabe ist Aktivitätslevel geringer); kein Unterschied bei KG
  - Gründe für Sport: VG: vor allem Regulation negativer Effekte
  - KG: vor allem Fitness/Gesundheit

Sport als Regulation negativer Effekte

- **Diskussion**
  - In der klinischen Arbeit ist Vorsicht bei Patientinnen geboten, da sie ihr Aktivitätslevel geringer angeben
  - Besser: objektive Messung

7.6.5 Bratland-Sanda et al. (2010)

»Physical activity and exercise dependence during inpatient treatment of longstanding eating disorders: An exploratory study of excessive and non-excessive exercisers«

- **Einbezogene Studien**
  - 38 erwachsene stationär behandelte Patientinnen mit der Diagnose Anorexie, Bulimie oder atypische Essstörung
  - Es handelt sich um eine prospektive Beobachtungsstudie
  - Therapiemodule: Psycho-, Kunsttherapie und Sporttherapie (2-mal/Woche à 60 Minuten; moderate Intensität; Inhalte; Ballspiele, Walking, Nordic Walking, Kräftigungsübungen und Reiten) sowie psychoedukativer Vortrag à 75 Minuten über körperliche Aktivität
  - Outcome measures:
    - Accelerometer (misst körperliche Aktivität)
    - Sportsucht-Fragebogen
    - Motivation zum Sport-Fragebogen
    - Essstörungsfragebogen und
    - Untersuchung

80% der Essgestörten exzessiv körperlich aktiv

- **Forschungsfrage**
  - 80% der essgestörten Patienten sind übertrieben und exzessiv körperlich aktiv (Leitsymptom der Krankheit)
  - Exzessiver Sport wird zur Regulation negativer Affekte (wie Angst oder Trauer) »missbraucht« und dient auch dazu, sich selbst zu verletzen
  - Doch adäquate, wohl dosierte körperliche Aktivität kann auch ein nützlicher und effektiver Bestandteil der Therapie sein!
  - Überwachte körperliche Aktivität kann bei der Behandlung »sportsüchtiger« Patienten helfen.
  - Wie verändert sich körperliche Aktivität, Motivation zu Aktivität, Sportsucht und Psychopathologie der Essstörung während der Therapie bei exzessiv und nicht-exzessiv Sport treibenden Patienten?

- **Ergebnisse/Empfehlungen (in Bezug auf Bewegungstherapie)**
  - Reduktion des Ausmaßes der körperlichen Aktivität bei Nicht-Exzessiven
  - Auch bei Exzessiven Tendenz zur Reduktion
  - Bei Exzessiven: positive Korrelation zwischen Psychopathologie der Essstörung und Sportsucht (beide vermindert)
  - Bei Verbesserung der Krankheitssymptome nimmt auch die Sportsucht ab.
  - Die Bedeutung von Sport zur Affektregulation nimmt ab.
  - Bei Nicht-Exzessiven liegt diese Korrelation nicht vor.

Diskussion

- Entscheidend bei der Ausübung von körperlicher Aktivität ist:
  1. Quantität (Ausmaß/Häufigkeit)
  2. Qualität (Motive/Zwanghaftigkeit)
- Exzessives Sporttreiben ist ernst zu nehmendes Problem in der Therapie essgestörter Patienten
- Doch: es gibt keinen Grund, exzessiv körperlich aktive Patienten von einem durch einen Experten/Therapeuten überwachten Bewegungsprogramm auszuschließen!
- Es gibt vielversprechende Belege für die Integration der Sporttherapie in ein Behandlungsprogramm bei Essstörungen!
- Bewegungsprogramm sollte individuell angepasst und von einem Experten durchgeführt werden!
- Evtl. Fokus auf positive Wirkung des Sports auf die körperliche und psychische Gesundheit legen…?
- Sport als Mittel zur positiven Affektregulation propagieren (zur Stimmungsverbesserung, um Spaß zu haben).

7.6.6 Thien et al. (2000)

»Pilot study of a graded exercise program for the treatment of anorexia nervosa«

Einbezogene Studien

- 16 Teilnehmer, davon 4 drop outs, 12 Teilnehmer haben 3-monatige Studie beendet
- RCT; Versuchsgruppe: 3-monatiges »graded exercise program« (Bewegungsprogramm ist nach Körperfett/-gewicht gestaffelt
- 7 Levels, Fortschritt zu nächstem Level oder Rückschritt nach Entscheidung des Therapeuten bzw. behandelnden Teams
- Inhalte je nach Level: Stretching, isometrische Übungen, später Krafttraining und Low-impact-Ausdauertraining)
- Kontrollgruppe Standardtherapie ohne körperliche Aktivität
- Outcome measures: SF 36, Körperfettanteil, BMI

Forschungsfrage

- Anwendung von Bewegungstherapie in der Behandlung von Anorexia nervosa ist kontrovers
- Wird den Patienten meist verboten

- Doch: Verzicht auf körperliche Aktivität führt zu Verlust von Knochenmasse, erhöht Arterioskleroserisiko und verschlechtert Compliance
- Evtl. beste Option: Patienten begrenzte (strukturiert und überwachte) körperliche Aktivität erlauben!
- Darum Forschungsfrage der Studie: Verbessert ein abgestuftes Bewegungsprogramm die Lebensqualität anorektischer Patienten, ohne die Gewichtszunahme negativ zu beeinflussen?

■ **Ergebnisse/Empfehlungen (in Bezug auf Bewegungstherapie)**

- Veränderung von Körperfett/BMI: kein Unterschied zwischen VG und KG, bei beiden Gruppen Zunahme von Körperfettanteil und Gewicht
- Lebensqualität: Verbesserung der Lebensqualität höher als in KG, doch Unterschied nicht statistisch signifikant
- Bewegungstherapie erhöht evtl. die Therapiecompliance der Patienten
- Längere Studien mit mehr Teilnehmern nötig, fehlende statistische Signifikanz wird mit geringer Teilnehmerzahl begründet

Bewegungsprogramm sollte überwacht werden

- Empfehlungen für Bewegungsprogramm: strukturiert, abgestuft, flexibel, überwacht
- Patient wird genau beobachtet, bei Überschreiten der Grenzen Herunterstufen auf niedrigeres Level

7.7 Praktische Hinweise zum Einsatz von Lauf- und Bewegungstherapie bei Anorexia und Bulimia nervosa

Körperwahrnehmung wieder erlernen

Im Sinne einer Lauftherapie sollte unter diesem Gesichtspunkt ein gesunder und positiver Umgang mit Bewegung und das Spüren des eigenen Körpers wieder erlernt und unterstützt werden. Verzerrte Körperwahrnehmungen, die nicht untypisch für anorektische bzw. bulimische Patienten sind, lassen sich im Sinne der Lauftherapie z. B. behandeln, in dem Hindernisse in der Natur über- bzw. durchlaufen werden (z. B. zwei Bäume, die sehr eng aneinander stehen). Die Entwicklung einer realistischen Körperwahrnehmung und -einschätzung sollte im Vordergrund der Lauftherapie stehen. Besonders hervorzuheben ist daher das Beachten der körpereigenen Warnsignale. Darüber hinaus harmonisiert Sport unter Umständen das seelisch-körperliche Gleichgewicht. Für die Therapie ergebnisfördernde Erlebnisse können gerade durch Sport hervorragend erreicht werden. (z. B. Flow-Erfahrungen beim Laufen, soziale Interaktion und Austausch innerhalb einer Laufgruppe und ein besseres Körpergefühl steigern das Selbstbewusstsein und die Wahrscheinlichkeit für einen langfristigen Therapieerfolg).

Vor dem Hintergrund der aktuellen Befundlage ergeben sich folgende Empfehlungen für die Durchführung von Sport bzw. Bewegung und/oder einer Lauftherapie bei Essstörungen:

Empfehlungen für Lauftherapie bei Essstörungen

- Ein Laufprogramm sollte individuell abgestimmt und von einem psychotherapeutisch geschulten Experten entwickelt und betreut werden.
- Zu Intensität und Umfang lassen sich, aufgrund fehlender Daten, keine konkreten Angaben machen.
- Wenn eine Lauftherapie durchgeführt wird, dann sollte sie möglichst im Gruppen- bzw. im Gruppenkontext erfolgen.

Literatur

American Psychiatric Association (APA) (2006) Practice guideline for the treatment of patients with eating disorder – Third edition. Zugriff am 10. Januar 2011 unter http://www.psychiatryonline.com/pracGuide/pracGuideTopic_12.aspx

American College of Sports Medicine (ACSM) (2009) Appropriate physical activity intervention strategies for weight loss and prevention of weight regain for adults (position stand). Medicine & Science in Sport & Exercise, 41 (2), 459–471

Arbeitsgemeinschaft der Wissenschaftlichen Medizinischen Fachgesellschaften (AWMF) (2007) Leitlinie der Deutschen Gesellschaft für Kinder- und Jugendpsychiatrie und -psychotherapie Essstörungen (F50). Zugriff am 10. Januar 2011 unter http://www.awmf.org/uploads/tx_szleitlinien/028-011_S1_Essstoerungen__F50__11-2006_11-2011.pdf

Bratland-Sanda S, Sundgot-Borgen J, Øyvind R, Rosenvinge JH, Hoffart A, Martinsen EW (2010) »I´m not physically active – I only go for walks«: Physical activity in patients with longstanding eating disorders. International Journal of Eating Disorders, 43 (1), 88–92

Bratland-Sanda S, Sundgot-Borgen J, Øyvind R, Rosenvinge JH, Hoffart A, Martinsen EW (2010) Physical activity and exercise dependence during inpatient treatment of longstanding eating disorders: An exploratory study of excessive and non-excessive exercisers. International Journal of Eating Disorders, 43 (3), 266–273

Deutsche Adipositas Gesellschaft (DAG) (2003). Leitlinie zur Adipositastherapie in Reha-Kliniken. Zugriff am 10. Januar 2011 unter http://www.adipositas-gesellschaft.de/daten/Reha-Leitlinien-2005-10-09.pdf

Deutsche Adipositas Gesellschaft (DAG) (2007) Evidenzbasierte Leitlinie – Prävention und Therapie der Adipositas. Zugriff am 10. Januar 2011 unter http://www.adipositas-gesellschaft.de/daten/Adipositas-Leitlinie-2007.pdf

Deutsche Hauptstelle für Suchtfragen e. V. (DHS) (2004). Essstörungen Suchtmedizinische Reihe Band 3. Zugriff am 10. Januar 2011 unter http://www.bzga.de/botmed_33221203.html

Ehrig C (2008) Aktuelle Entwicklungen in der Diagnostik und Therapie der Essstörungen. Journal für Neurologie Neurochirurgie und Psychiatrie 9 (4), 46–51
Frauenknecht S, Lieb K, Brunnhuber S (2008) Intensivkurs: Psychiatrie und Psychotherapie. 6. Auflage. Urban & Fischer, München
Hauner H, Berg A (2000) Körperliche Bewegung zur Prävention und Behandlung der Adipositas. Deutsches Ärzteblatt 97 (12), 768–774
Institut für Qualität und Wirtschaftlichkeit im Gesundheitswesen (IQWiG) (2009) Systematische Leitlinienrecherche und -bewertung sowie Extraktion relevanter Inhalte zu Adipositas für die Erstellung eines DMP-Moduls Adipositas (Abschlussbericht V06-06, Version 1.0). IQWiG-Berichte, 45. Zugriff am 10. Januar 2011 unter https://www.iqwig.de/download/V06-06_AB_Leitlinienrecherche_und_bewertung_fuer_ein_DMP_Moduls_Adipositas.pdf
Legenbauer T, Herpertz S (2008) Essstörungen – Diagnostik und Therapie. Dtsch Med Wochenschr, 133, 961–965
National Institute for Clinical Excellence (NICE) (2004) Eating disorders: Core interventions in the treatment and management of anorexia nervosa, bulimia nervosa and related eating disorders. National Clinical Practice Guideline Number CG9. Zugriff am 10. Januar 2011 unter http://guidance.nice.org.uk/CG9/Guidance/pdf/English
Robert Koch-Institut (RKI) (2005) Gesundheitsberichterstattung des Bundes Heft 16 Übergewicht und Adipositas. Zugriff am 10. Januar 2011 unter http://www.rki.de/cln_160/nn_199850/DE/Content/GBE/Gesundheitsberichterstattung/GBEDownloadsT/uebergewicht,templateId=raw,property=publicationFile.pdf/uebergewicht.pdf
Stoll O, Pfeffer I, Alfermann D (2010) Lehrbuch Sportpsychologie. Huber, Bern
Thien V, Thomas A, Markin D, Birmingham CL (2000) Pilot study of a graded exercise program for the treatment of anorexia nervosa. International Journal of Eating Disorders, 28, 101–106
Wanke EM, Petruschke A, Korsten-Reck U (2004) Ess-Störungen und Sport – eine Bestandsaufnahme. Deutsche Zeitschrift für Sportmedizin 55 (11), 286–294
Wanke EM, Petruschke A, Korsten-Reck U (2004) Ess-Störungen und Sport. Deutsche Zeitschrift für Sportmedizin 58 (10), 374–375

Lauftherapie in der praktischen Behandlung von Suchterkrankungen

Reflektiert man über die beiden Begriffe Lauftherapie und Suchtverhalten, so erscheint dies aus Sicht eines Sportpsychologen auf den ersten Blick irritierend. Ausdauerndes Laufen wird in der sportpsychologischen Forschung sehr ambivalent betrachtet. Einerseits ist der Begriff der »Laufsucht« (▶ Kap. 12) sicherlich jedem Leser ein Begriff. Hier scheint es in der Tat spezifische Zusammenhänge zu geben. Andererseits wissen wir schon seit ca. drei Jahrzehnten über die therapeutischen Potenziale des ausdauernden Laufens, insbesondere bei Behandlung von Depressionen (▶ Kap. 6). Diese Ambivalenz wird z. B. an dem in der Öffentlichkeit bekannten Triathleten Andreas Niedrig deutlich. Andreas Niedrig kam relativ spät zur Sportart Triathlon. Nach einigen erfolgreichen Jahren als Kurzstrecken-Athlet stieg er ebenso erfolgreich auf die Langstrecke um. 1996 startete er für die Deutsche Nationalmannschaft bei den Europameisterschaften in Ungarn. Niedrig ist nach einem turbulenten Leben als Drogensüchtiger in die Spitzenklasse der Langstrecken-Triathleten aufgestiegen. Bekannt geworden ist dies, nachdem er sein Vorleben im Buch »Vom Junkie zum Ironman« (herausgegeben von Jörg Schmitt-Kilian) erzählt hat. Vor seiner sportlichen Karriere war er im Drogenmilieu versunken und kämpfte jahrelang mit seiner Heroinsucht. Auch wenn dieses Beispiel die Idee einer »Suchtverschiebung«, also das Ersetzen einer negativen Sucht mit einer eher positiven geradezu nahelegt, versuchen wir diesen Ansatz nicht wirklich weiter zu verfolgen und argumentieren deutlich differenzierter.

Das folgende Kapitel ist wie folgt aufgebaut. Zunächst definieren wir, was eine Suchterkrankung ausmacht und stellen im Anschluss Studien zum Einsatz bewegungstherapeutischer Maßnahmen bei Suchterkrankungen vor. Dabei beleuchten wir auch das Thema »Suchtverlagerung« und versuchen dann in einem Fazit, insbesondere die Möglichkeiten und Grenzen lauftherapeutischer Maßnahmen aufzuzeigen. Der dritte Abschnitt dieses Kapitels diskutiert dann, in gewohnter Weise die lauftherapeutischen Zugänge aus Sicht der Praxis.

8.1 Suchterkrankungen

Stoffgebundene und stoffunabhängige Süchte

In Deutschland zählen Suchterkrankungen zu den am häufigsten auftretenden psychischen Erkrankungen. Dabei kann sich eine Sucht auf verschiedene Art und Weise äußern. Man unterscheidet zwischen stoffgebundenen Süchten (Alkohol, Drogen, Medikamente) und denen, die stoffunabhängig auftreten (Glücksspiel, Sexualität, Arbeit). Im Kontext der Suchterkrankungen spricht man auch von Abhängigkeiten, die sowohl körperlicher als auch psychischer Art sein können. Bei einer Abhängigkeit ist davon auszugehen, dass konkrete Kriterien erfüllt sind. Dabei sind das Auftreten von Entzugserscheinungen, Toleranzentwicklung und Kontrollverlust innerhalb eines Jahres entscheidende Indikatoren. Außerdem ist von einer Abhängigkeit auszugehen, wenn trotz negativer Konsequenzen des Konsums weiterhin am schädlichen Gebrauch bzw. Verhalten festgehalten wird. Zum einen kann sich das in körperlichen Symptomen ausdrücken. Zum anderen können aber auch psycho-soziale negative Konsequenzen auftreten. Hierzu gehört z. B. das Phänomen der Entfremdung in der Familie oder im Freundeskreis, das schließlich auch zum sozialen Rückzug führen kann.

Zusammenfassend lassen sich nach Frauenknecht, Lieb und Brunnhuber (2008) folgende Faktoren nennen, die zur Entstehung einer Suchterkrankung beitragen können:
- Genetische Faktoren
- Verhaltens- und Lernfaktoren
- Soziale Faktoren
- Psychische Erkrankungen

Häufig zu beobachten ist, dass Abhängigkeitserkrankungen bei Mitgliedern derselben Familie auftreten. Das ist zum einen auf »erlerntes« Verhalten zurückzuführen, zum anderen gibt es aber auch Hinweise darauf, dass genetische Faktoren eine Abhängigkeit beeinflussen können. Wir gehen davon aus, dass Lern- und Konditionierungsprozesse ebenfalls ein Suchtverhalten prägen. Gibt man dem Verlangen der Sucht nach, wird man so immer wieder operant konditioniert.

Operantes Konditionieren ist ein Begriff, der in der Verhaltenstherapie eine Rolle spielt. Er beschreibt, dass auf einen Reiz und die anschließende Reaktion z. B. eine entsprechende Belohnung erfolgt. In diesem Prozess spielen Verstärker eine entscheidende Rolle. Positive Verstärker des Suchtverhaltens sind z. B. die Unterdrückung negativer Gefühle oder die Beseitigung von Entzugssymptomen durch die Einnahme von Drogen bzw. durch eine ganz bestimmte Aktivität (wie etwa Laufen). In diesem Zusammenhang ist auch unser Neurotransmittersystem für die Aufrechterhaltung von Abhängigkeitserkrankungen verantwortlich. Die Ausschüttung der Neurotransmitter Endorphine oder Dopamine kann durch Substanzen mit Suchtpotenzial (Alkohol, Kokain, Nikotin) beschleunigt werden und dann stimmungsaufhellend wirken.

Suchtgefährdende Substanzen nicht bagatellisieren

Zu den sozialen Faktoren ist zu sagen, dass Suchterkrankungen in allen sozialen Schichten auftreten. Der Umgang mit den Substanzen, die eine Sucht hervorrufen können, ist jedoch entscheidend. Weder sollten suchtgefährdende Substanzen frei verfügbar sein noch in der Familie oder im Freundeskreis bagatellisiert werden. Bestehen bereits andere psychische Erkrankungen, kann eine Sucht auch entstehen, durch den Versuch, eine Krankheit zu unterdrücken bzw. Schmerzen oder negative Gemütszustände zu betäuben und sich z. B. durch psychotrope Substanzen in einen Rausch zu versetzen.

Die Therapie von Suchterkrankungen verläuft in vier Phasen (Frauenknecht, Lieb & Brunnhuber, 2008):

1. Kontaktphase (z. B. Beratungsstelle)
2. Entgiftungsphase (z. B. Krankenhaus)
3. Entwöhnungsphase (z. B. Kuraufenthalte)
4. Nachsorgephase (z. B. Selbsthilfegruppen)

Lauftherapie für mehr Stabilität

In den letzten beiden Phasen einer Suchttherapie kann im Sinne einer Lauftherapie mit dem Laufen begonnen werden, um die positiven Aspekte des Laufens für die Genesung und vor allem für die Stabilität der Erkrankten zu nutzen. Denn die Prognose bei Abhängigkeitserkrankungen ist im Allgemeinen nicht günstig. Es scheint, dass allein therapeutische und rehabilitative Maßnahmen beim Kampf gegen eine Suchterkrankung nicht immer helfen können. Vielmehr muss ein Weg geebnet werden, der es dem Patienten ermöglicht, seinen Zustand zu stabilisieren und andere für sich befriedigende Lebensereignisse zu gestalten.

8.2 Bewegung und Sport bei Suchterkrankungen – zum Stand der Forschung

Der Einsatz bewegungstherapeutischer Maßnahmen bei Suchterkrankungen ist gut untersucht und so finden sich in den Leitlinien zum Thema dezidierte Hinweise zu Inhalten und Belastungsnormativen (vgl. AWMF 2006; AWMF 2005; APA 2006; RKI 2008).

Sport wichtig für Ex-Raucher

Bewegungstherapie wird in den Leitlinien als Teil der Standardtherapie empfohlen. Vor allem der Aufbau bzw. die Wiederherstellung der körperlichen Funktionstüchtigkeit, altersbedingter Belastbarkeit und Leistungsfähigkeit, die positive Beeinflussung psychosomatischer Befindlichkeitsstörungen und die Verbesserung des Selbstwertgefühls scheinen die wesentlichen Effekte durch Sport und Bewegung bei Suchterkrankungen zu sein (vgl.

Brooks 2005). Hierbei ist es unerheblich, ob es sich um eine Alkohol-, Nikotin-, Opioidabhängigkeit etc. handelt (vgl. APA 2006). Im Kontext Rauchen kann laut AMWF (2005) Sport und Bewegung möglicherweise zu einer erfolgreichen Entwöhnung beitragen. Jedoch erscheint aufgrund der positiven Gesundheitseffekte, zur Vermeidung einer Gewichtszunahme und zur Unterstützung der Abstinenz gerade für Ex-Raucher entsprechender Sport bzw. Bewegung empfehlenswert (APA 2006).

Problem der Suchtverlagerung

Bei alkoholbezogenen Störungen werden Bewegungs-/Sporttherapie bereits in der Akutphase (Entgiftungsphase) und eine Fortführung in der Postakutphase (Entwöhnungsphase) empfohlen. Unklar scheint zurzeit noch zu sein, unter welchen Bedingungen im Detail diese positiven Wirkungen zu erzielen sind (AMWF 2005). Brooks (2005) bescheinigt einen eher niedrigen Evidenzgrad für die Sport-/Bewegungstherapie im Kontext von Suchterkrankungen. Es scheint jedoch einige klinische Anhaltpunkte für die Wirkung zu geben. Allerdings führt der Autor weiterhin aus, dass regelmäßiges Ausdauertraining zu einer deutlichen Verbesserung des Selbstwertes führt und bei Alkoholabhängigen zu einer Aufrechterhaltung der Abstinenz beitragen kann. Die American Psychological Association (APA) (2006) weist in ihren Guidelines nochmals auf die Notwendigkeit weiterer Studien zur genaueren Prüfung der Dosis-Wirkungs-Beziehung, optimalen Dauer und Intensität sowie der möglichen Kombinationen mit anderen Therapieformen hin. Ergänzend beschreibt Legl (2004) die Wirkung von Sport-/Bewegungstherapie bei Suchterkrankungen als ein genussvolles und intensives (Körper-)Erleben abseits vom Substanzmissbrauch. Er weist aber gleichzeitig auf das mögliche Problem der Suchtverlagerung hin.

8.3 Übersicht vorliegender Wirkungsstudien zum Thema Bewegung und Sport bei Suchterkrankungen

8.3.1 AWMF (2006)

»AWMF-Leitlinie: Postakutbehandlung alkoholbezogener Störungen«

- **Einbezogene Studien**
  - Systematische Literaturrecherche (eingeschlossen: APA-Leitlinie)
  - Expertenbewertung und Konsensuskonferenzen

- **Forschungsfrage**
  - Evidenzbasierte Leitlinie der Stufe 2: dient dem praktisch Tätigen in Klinik und Praxis als Orientierung; stellt Behandlung auf eine allgemeine empirische Grundlage
  - Aussprache von Empfehlungen, nach 4 Evidenzklassen (I–IV) bewertet und Stärke einer Empfehlung für ein Vorgehen in 3 Stufen klassifiziert (A–C)

- **Ergebnisse/Empfehlungen (in Bezug auf Bewegungstherapie)**
  - Körperbezogene Therapien (=Entspannungstherapie, Bewegungstherapie, Sporttherapie) in der Akutphase beginnen und in der Postakutphase fortsetzen
  - Körperliche Fitness ist die Basis für Teilhabe im Sinne der ICF und erhöht die Lebensqualität
  - Trotz unterschiedlicher Einzelergebnisse und oft unzureichender methodischer Qualität gibt es zahlreiche Studien, die vielfältige positive psychische Wirkungen der Bewegungstherapie anzunehmen gestatten (IV, IIa; C)
  - Was kann die Sporttherapie leisten? Aufbau/Wiederherstellung körperlicher Funktionstüchtigkeit, altersgerechter Belastbarkeit und Leistungsfähigkeit; positive Beeinflussung psychosomatischer Befindlichkeitsstörungen; Verbesserung des Selbstwertgefühls (IIa)

Verbesserung des Selbstwertgefühls

- **Diskussion**
  - Es besteht noch Unklarheit, unter welchen Bedingungen der Sporttherapie diese positiven Wirkungen erzielbar sind und welche Patienten am meisten davon profitieren (IV).

8.3.2 AWMF (2005)

»Tabakbedingte Störungen Leitlinie: Tabakentwöhnung« Leitlinie der Entwicklungsstufe 2

- **Einbezogene Studien**
  - ► oben

- **Forschungsfrage**
  - ► oben

- **Ergebnisse/Empfehlungen (in Bezug auf Bewegungstherapie)**
  - Unklar, ob körperliche Aktivität die Erfolgsrate der Raucherentwöhnung erhöht

- Nach den vorliegenden widersprüchlichen Ergebnissen kann körperliche Aktivität möglicherweise zur erfolgreichen Raucherentwöhnung beitragen (IIb)

Erfolgreiche Raucherentwöhnung durch Bewegung möglich

- **Diskussion**
  - Keine Angaben

8.3.3 American Psychiatric Association (APA) (2006)

»Practice guideline for the treatment of patients with substance use disorders – Second edition«

- **Einbezogene Studien**
  - 4101 (Zeitraum 1995–2002) +
  - 1114 Studien (Zeitraum 2003–2005), CTs, RCTs und Meta-Analysen eingeschlossen

- **Forschungsfrage**
  - Literaturreview
  - Identifizierung von Behandlungsprinzipien
  - Herausgabe von Behandlungsempfehlungen (klassifiziert nach 3 Kategorien):
    - I = »recommended with substantial clinical evidence«
    - II = »recommended with moderate clinical evidence«
    - III = »may be recommended on the basis of individual circumstances«

- **Ergebnisse/Empfehlungen (in Bezug auf Bewegungstherapie)**
  - Nikotinabhängigkeit: Unklar, ob Bewegungsprogramm dabei hilft, einem Rückfall vorzubeugen.
  - Jedoch wird auf Grund der positiven Gesundheitseffekte, zur Unterstützung der Abstinenz und Vermeidung einer Gewichtszunahme allen Ex-Rauchern körperliche Aktivität empfohlen.
  - Alkohol/Marihuana/Kokain/Opioidabhängigkeit: keine Angaben zur Bewegungstherapie

- **Diskussion**
  - Alle Behandlungsformen sollten noch weiter untersucht werden.
  - Hinsichtlich Dosis-Wirkungs-Beziehung, optimaler Dauer, Intensität, Kombination mit anderen Therapieformen

8.3.4 RKI (2008)

»Alkoholkonsum und alkoholbezogene Störungen« – Gesundheitsberichterstattung des Bundes Heft 40

- **Einbezogene Studien**
  - Keine Angaben

- **Forschungsfrage**
  - Liefert daten- und indikatorengestützte Beschreibungen und Analysen zu allen Bereichen des Gesundheitswesens; hier: Alkoholabhängigkeit

- **Ergebnisse/Empfehlungen (in Bezug auf Bewegungstherapie)**
  - Fast alle stationären Entwöhnungsbehandlungen sind stark gruppentherapeutisch orientiert – neben der Psychotherapie ist Sport und Bewegungstherapie ein wichtiger Therapiebestandteil.
  - Sonst werden keine weiteren Informationen zur Sport- und Bewegungstherapie bei Alkoholabhängigkeit geliefert.

Entwöhnung stark gruppentherapeutisch orientiert

- **Diskussion**
  - Keine Angaben

8.3.5 Broocks (2005)/Brooks (2008)

»Körperliches Training in der Behandlung psychischer Erkrankungen/Sport- und Bewegungstherapie«

- **Einbezogene Studien**
  - 42 Studien eingeschlossen
  - Keine weiteren Angaben zur verwendeten Literatur

- **Forschungsfrage**
  - Wirkung der Bewegungstherapie bei Herz-Kreislauf-Erkrankungen etc. eindrücklich belegt
  - Untersuchung der Wirkung bei psychischen Erkrankungen eher vernachlässigt
  - Welche »psychische« Wirkung hat die Bewegungstherapie bei Depressionen, Angststörungen, Psychosen, affektiven Störungen und Suchterkrankungen?

- **Ergebnisse/Empfehlungen (in Bezug auf Bewegungstherapie)**
  - Bewegungsprogramme haben mittlerweile festen Platz in der Therapie von Suchterkrankungen.
  - Doch: es existieren nur wenige Untersuchungen, die den tatsächlichen Effekt des Sports in der Kurz- und Langzeittherapie von Alkohol- oder Drogenabhängigen belegen (niedriger Evidenzgrad).
  - Verweis auf Bartmann (»Laufen und Joggen«, 1991, 20 suchtkranke Patienten): Laufen führte zu einer Verbesserung des Selbstbewusstseins und Selbstwertgefühls + signifikante Abnahme der Hilflosigkeit; höhere »innere Kontrolle« könnte auch zu einer verbesserten Steuerungsfähigkeit in rückfallgefährdeten Situationen beitragen.
  - Fazit: regelmäßiges Ausdauertraining führt zu einer deutlichen Verbesserung des Selbstbewusstseins und Selbstwertgefühls und könnte so zur Aufrechterhaltung der Abstinenz beitragen.
  - Körperliche Gesundheit und Ausdauerleistungsfähigkeit bei Suchtkranken deutlich beeinträchtigt. Sporttherapie schon aus diesem Grund sinnvoll!
  - Durch Sporttherapie Abnahme innerer Angespanntheit und Besserung der Grundstimmung; wirkt sich indirekt positiv auf die Suchterkrankung aus.
  - Empfehlungen für die klinische Praxis:
    - Patienten ausreichend informieren, anleiten, motivieren (Wirksamkeit des Trainings, geeignete Trainingsgestaltung und -durchführung), da Patient meist über Jahre inaktiv
    - Einsatz verschiedener Arten von Ausdauertraining je nach individuellen Voraussetzungen, Wünschen
    - Einsatz von Aktivitätstagebüchern
    - Belastungsnormativa vor Trainingsbeginn festlegen, Evaluation der Therapieziele, Behandlungserfolg mit Patienten gemeinsam bestimmen
    - Leistungstests wie z. B. Cooper-Lauftest durchführen zum Motivationserhalt
  - Hinweise für Gestaltung eines Laufprogramms:
    - Für Anfänger: 4–6 km lange Rundstrecke
    - Trainingsintensität vor allem zu Beginn nicht zu hoch
    - Gehpausen sind ausdrücklich erlaubt
    - Gehpausen allmählich reduzieren
    - Tempo ist nicht entscheidend
    - Vor/nach dem Training Dehnübungen
    - Belastung orientiert sich an Herz-Kreislauf-Training

Behandlungserfolg gemeinsam mit Patienten bestimmen

- Probleme bei der sporttherapeutischen Arbeit:
  - Motivation der Patienten schwer, Therapieerfolg hängt aber an langfristiger Änderung des Lebens/Bewegungsstils, darum motivationale Therapieansätze (Gesprächsintervention) einsetzen
  - Günstige Bedingungen für Aufbau von Bindung: Erleben positiver Emotionen, Aufbau einer stabilen Sinnzuschreibung, verhaltensrelevantes Wissen, soziale Einbindung und Unterstützung

Diskussion

- Ausreichende empirische Absicherung sporttherapeutischer Effekte bei Suchterkrankungen steht noch aus, es gibt aber eine Reihe klinischer Anhaltspunkte dafür, dass regelmäßige körperliche Aktivität für diese Patientengruppe sinnvoll ist.
- Wichtig ist die langfristige Bindung des Patienten an körperliche Aktivität, hier fehlen noch Untersuchungen, wie diese und die Motivation des Patienten im klinischen Setting verbessert werden kann!

8.3.6 Broocks & Meyer (2009)

»Psychisch FIT durch Ausdauertraining – Ein kurzer Leitfaden für alle, die wieder auf die Beine kommen wollen«

Einbezogene Studien

- Praxisleitfaden für ein Laufprogramm für psychisch Erkrankte

Forschungsfrage

Das Konzept:

- Speziell entwickeltes Laufprogramm für Menschen mit psychischen Problemen
- Wurde über 2 Jahre mit Patienten durchgeführt und erprobt

Ergebnisse/Empfehlungen (in Bezug auf Bewegungstherapie)

- Basisprogramm:
  - 1./2. Woche: 10 Minuten flott gehen, Gymnastik, langsam laufen (2–3 Minuten), die letzten 10 Minuten gehen
  - 3./4. Woche: Laufzeiten langsam steigern
  - 5./6. Woche: 20 Minuten am Stück
  - 7.–12. Woche: Gehpausen reduzieren

  - Ziel: nach 3 Monaten gesamte Strecke am Stück laufen
  - Dehnübungen für Beinmuskulatur vor/nach jedem Lauf
- Besonderheiten bzw. wichtig:
  - Landschaftlich schöne Rundstrecke (ca. 6 km) wählen
  - Mit Aktivitätstagebuch
  - Gehpausen ausdrücklich erlaubt
  - Naturerlebnis
  - Schrittweiser Trainingsaufbau
  - Für völlig Untrainierte geeignet
  - Dauer: 10–12 Wochen
  - Mittlere Belastung
  - Nur an jedem 2. Tag laufen

Für völlig Untrainierte geeignet

■ **Diskussion**
- Keine Angaben

8.4 Lauftherapie bei Suchterkrankungen – zum Stand der Forschung

Mögliche Wirkung durch Reizentflutung

Speziell für die Anwendung von Lauftherapie bei Suchterkrankungen wird in den Publikationen von Schay et al. (2006), Bartmann (2009) und Legl (2004) eine gute Wirksamkeit postuliert. Allerdings handelt es sich hierbei stärker um Erfahrungsberichte als um dezidierte Studien zur Prüfung der Evidenz. Als mögliche Wirkungen des Laufens werden von Legl (2004) die Erdung, das Realitätsprinzip, die Reizentflutung und das Flow-Erleben herausgestellt (▶ Studienübersicht). Bartmann führt explizit aus, dass Laufen als ergänzende Therapiemaßnahme erfolgreich eingesetzt werden kann. Vor allem die positive Beeinflussung und Stabilisierung der Psyche werden besonders hervorgehoben. Damit sinkt auch die Wahrscheinlichkeit eines Rückfalls und die Erlangung eines neuen Körperempfindens führt dazu, dass die Patienten zukünftig nicht mehr so leichtfertig mit ihrem Körper umgehen (Bartmann 2009, 53). Auch Schay et al. (2006) sprechen von einem hochwirksamen Behandlungsansatz und belegen dies an einer Studie mit 69 Probanden.

8.5 Übersicht vorliegender Evaluationsstudien zum Thema lauftherapeutische Intervention bei Suchterkrankungen

8.5.1 Legl (2004)

»Sport und Drogen«

- **Einbezogene Studien**
  - Beitrag im Buch »Sucht und Suchtbehandlung in Österreich«
  - Erfahrungsbericht aus 20-jähriger sporttherapeutischer Tätigkeit mit Suchtkranken +
  - 8 verwendete Forschungsarbeiten

Zusammenhang zwischen Sport und Drogen

- **Forschungsfrage**
  - Zeigt komplexen Zusammenhang zwischen Sport und Drogen auf (Einsatz von Drogen im Sport zur Leistungssteigerung)
  - Sport kann Suchtcharakter entwickeln, aber dennoch als »hervorragendes Therapeutikum« eingesetzt werden

Therapeut muss Suchtverlagerung erkennen und verhindern

- **Ergebnisse/Empfehlungen (in Bezug auf Bewegungstherapie)**
  - Sport als Therapeutikum:
    - Einsatz von Sport als Therapeutikum erscheint von der Idee her einfach: genussvolle körperliche Aktivität »statt« quasi als Ersatz von Drogen. Hier liegt krasse Fehleinschätzung vor!
    - Sport als Ersatz für Drogen kann wieder nur in süchtiger Form zelebriert werden, er kann und soll Drogen nicht ersetzen, sondern vielmehr zeigen, dass es genussvolles (Körper-)Erleben abseits vom Substanzmissbrauch und verbunden mit körperlichem Einsatz – also selbst erarbeitet – gibt. Enttarnung des Drogenerlebnisses als schaler Ersatz für echtes Erleben
    - Sport ermöglicht intensives (Körper-)Erleben
    - Vorsicht: Suchtverlagerung möglich!! Aufgabe des Therapeuten, dies zu erkennen und zu verhindern
  - Faktoren, die Einsatz von Sport als Therapeutikum indizieren:
    - »Körper als lästiges Vehikel«: der Suchtkranke verfügt über keine gesunde Beziehung zu seinem Körper, Körper muss funktionieren
    - »Todeserlebnis-Todesangst«: viele Suchtkranke haben gesteigerte Angst vor dem Tode; suchen das Gefährliche, Todeserlebnis, um Angst zu überwinden

  - »Vegetative Komponenten«: Verschiebungen im Tag-Nacht-Rhythmus; Drogenkonsum als Selbstmedikation; + »reward deficiency syndrome« (verringerte Möglichkeit zur Dopaminausschüttung)
  - »Gelernte Hilflosigkeit und Selbstwert«: geringer Selbstwert, wenig Selbstvertrauen, Ziele werden irreal hoch gesteckt: Scheitern, Hilflosigkeit
  - »Dysphorische Verstimmung/Depression«: im Sinne einer Komorbidität
- Mögliche Sportformen: Ausdauersport, Teamsport, Naturerlebnis (Bergsport, Kanu etc.)
- Ausdauersport (Laufen):
  - Motivation des Patienten: genügend positive Identifikationsmöglichkeiten bieten
  - Vorteile des Laufens: einfach, wenig Aufwand, schnelle Erfolge
  - Wirkung: verbessert Gefühl zum eigenen Körper, positiver Einfluss auf Verstimmungen, psychische Ausgeglichenheit, Restabilisierung des gestörten Dopamin-Haushalts, soziale Aspekte durch Laufen in der Gruppe
  - Gestaltung: ohne Leistungsaspekt, genussvoll, tempogerecht, nicht überfordernd, körpertherapeutisch orientierte Lauftechniken (meditativer Rhythmus, Konzentrationsübungen, Einbeziehung des Naturerlebens, bewusste Bewegung, kontemplative Entspannung können Einstellungen ändern und Wert der Bewegung an sich internalisieren)
- Mögliche Wirkung des Ausdauersports:
  - Erdung: aus bioenergetischer Sicht fehlt Suchtkranken oft die Erdung; beim Laufen muss man mit beiden Füßen Kontakt zur Erde suchen
  - Realitätsprinzip: Ziel ist klar; deutlich zu erkennen, ob erreicht oder nicht; Selbstbetrug schwer
  - Reizentflutung – Blick für das Wesentliche: geistige Entspannung beim Laufen in der Natur
  - Flow-Erlebnis: Suchtpatienten neigen zu extremer Unter-/Überforderung bei körperlicher Anstrengung; in sporttherapeutischer Arbeit kann man auf Flow-Erlebnisse hinarbeiten; diese entstehen bei Bewegung im optimalen Leistungsbereich und ermöglichen Genuss an der Aktivität; für Suchtkranke von heilkräftigen Wert (S. 477)

Auf Flow-Erlebnisse hinarbeiten

- **Diskussion**
  - Autor konstatiert aus jahrelanger praktischer Erfahrung einen eindeutig positiven Einfluss des Sports auf den Therapieerfolg!

8.5.2 Bartmann (2009)

»Laufen und Joggen für die Psyche«

- **Einbezogene Studien**
  - Keine Angaben

- **Forschungsfrage**
  - Im Kapitel »Über Abhängigkeiten und Laufsucht« wird u. a. die Frage behandelt, ob Laufen bei der Überwindung von Abhängigkeiten hilfreich sein kann.

- **Ergebnisse/Empfehlungen (in Bezug auf Bewegungstherapie)**
  - Joggen kann als ergänzende Therapie bei der Behandlung von Suchterkrankungen erfolgreich eingesetzt werden.
  - Positive Beeinflussung und Stabilisierung der Psyche durch das Laufen; Rückfallgefahr kann sinken.
  - Wirkmechanismus: Patienten sind selbst aktiv an ihrer eigenen Genesung beteiligt, nehmen Mühen auf sich; dadurch werden ihre langfristigen Erfolgsaussichten erheblich gebessert.
  - Weiterer positiver Effekt: durch Erkrankung haben Patienten ihren Körper über lange Zeit schwer geschädigt; Laufen verbessert die körperliche (und psychische) Verfassung, Patienten bekommen ein neues Körperempfinden und »gehen nicht mehr so leichtfertig mit sich und ihrem Körper um« (S. 53).

- **Diskussion**
  - Keine Angaben

8.5.3 Schay et al. (2006)

»Lauftherapie als übungs- und erlebniszentrierte Behandlungsmethode der Integrativen Therapie in der medizinischen Rehabilitation Drogenabhängiger – Theorie, Praxis, Forschung«

- **Einbezogene Studien**
  - Keine Angaben

- **Forschungsfrage**
  - Ist die Lauftherapie ein wirksamer Ansatz zur Erreichung der Behandlungsziele der Rehabilitation (festgelegt von den Spitzenverbänden der Kranken- und Rentenversicherungsträger)?
  - Ziele: Abstinenz, Behebung von physischen und psychischen Störungen, Eigeninitiative/Eigenverantwortlichkeit, persönliche/soziale Kompetenz (ausführlicher S. 201)

- **Ergebnisse/Empfehlungen (in Bezug auf Bewegungstherapie)**
  - Lauftherapie ist ein hochwirksamer Behandlungsansatz.
  - Mit Lauftherapie können positive Verhaltensänderungen erreicht werden.
  - Vorstellung der Ergebnisse einer Studie über die Effekte der Lauftherapie bei Drogenabhängigen/ehemaligen Drogenabhängigen (n=69) (Projekt »Zufriedenheit via Lauftherapie«)
  - Durchführungsmodalitäten:
    - Belastungsnormativa: Lauffrequenz (wird individuell bestimmt), Intensität: bei 70% der $HF_{max.}$
    - Programm: gegliedert in 4 Phasen
      1. Warming-up – physiologische Mobilisierung
      2. Laufphase – individuell
      3. Cooling-down – Lauf-, Stretch-, Lockerungsübungen
      4. Beisammensein – Stärkung sozialer Aspekte
    - Orientiert am »DLZ-Standard-Laufprogramm in der Praxis« (Weber, 1999)

Lauftherapie bei Drogenabhängigen

- **Diskussion**
  - In der medizinischen Rehabilitation wird der Effektivität der Lauftherapie noch viel zu wenig Beachtung geschenkt!

8.6 Praktische Hinweise zum Einsatz von Lauftherapie bei Suchterkrankungen

Je nach Ausgangsniveau des Patienten sollte zunächst mit leichtem Gehen bzw. Walken begonnen werden. Laufen ist ab der Erreichung eines entsprechenden Fitnesszustandes sinnvoll und empfehlenswert. Schay et al. (2006) empfehlen als Variation oder Ergänzung das sogenannte »Kreative Laufen« (Einsatz von Imagination z. B. warmen, starken Rückenwind vorstellen, heiteres und spielerisches Laufen z. B. mit kleinen Spielen während des Laufens, Sensibilisierung für das Natur- und Landschaftserlebnis).

Vor dem Hintergrund der Erläuterungen zu den möglichen Wirkmechanismen von ausdauerndem Laufen auf die Psyche, den trainingswissenschaftlichen Überlegungen und der aktuellen Befundlage aus der Wirkungsforschung ergeben sich folgende Empfehlungen für die Durchführung einer Lauftherapie bei Suchterkrankungen.

Bei Suchtpatienten sollte ausdauerndes Laufen zwischen 2- und 4-mal wöchentlich im Umfang zwischen 45 und 75 Minuten zum Therapieprogramm gehören. Dabei sollte die Intensität am Anfang einer lauftherapeutischen Behandlung relativ niedrig sein. Es geht zu Beginn der Lauftherapie zunächst darum, dass ein Patient überhaupt erst einmal in der Lage ist, sich über die Trainingsdauer kontinuierlich zu bewegen (► Kap. 5: »Erste Schritte«).

Ablenkungseffekt löst suchtspezifische Verstärker ab

Hier können dann auch psycho-soziale Wirkmechanismen greifen. Der Patient erfährt positive Verstärkung durch seinen Trainingsfortschritt und er lernt seine Umwelt auch sinnlich wahrzunehmen. Dies führt häufig zu einem Ablenkungseffekt, der dann nachfolgend nicht nur stimmungsaufhellend wirken, sondern ebenfalls als alternativer positiver Verstärker des aktuellen Verhaltens wahrgenommen werden kann und somit andere suchtspezifische Verstärker ablösen kann.

Eine Dokumentation des Entwicklungsfortschritts (Dokumentation der Laufstrecke sowie der Belastungs- und Regenerationszeiten in einem Lauftagebuch) stärkt die internale Kontrollüberzeugung, die bei Suchterkrankten häufig relativ niedrig ist. Nach ca. 2–4 Wochen lässt sich die Trainingsintensität dann auf 60–80% der maximalen Herzfrequenz erhöhen, um sich, auch im Rahmen dieser Indikation, der Effekte der Hypofrontalität zu bedienen. Im submaximalen Belastungsbereich wird der präfrontale Cortex heruntergeregliert und die, nicht nur für Depressionen, sondern auch für Suchterkrankte typischen, nicht enden wollenden negativen Gedanken und Selbstgespräche, die in diesem Hirnbereich entstehen können. zu verhindern. Darüber hinaus wissen wir auch für diese Indikation, dass erst bei höheren Belastungsintensitäten verschiedene Neurotransmitter im Körper wirksam werden und positive Stimmungseffekte nach sich ziehen können und somit suchtspezifische, positive Verstärker ablösen können. Es sei an dieser Stelle auf die Gefahr einer »Suchtverschiebung« hingewiesen. Daher sollte die lauftherapeutische Behandlung gut dokumentiert und gemeinsam mit dem Patienten reflektiert werden.

Vor dem Hintergrund der aktuellen Befundlage ergeben sich zusammenfassend folgende Empfehlungen für die Durchführung von Sport/Bewegung und/oder einer Lauftherapie bei Suchterkrankungen:

Empfehlungen für Sport und Bewegung und/oder Lauftherapie bei Suchterkrankungen

- Häufigkeit: 3- bis 5-mal/Woche
- Dauer: 45–75 Minuten
- Intensität: 60–80% der $HF_{max.}$
- Zeitraum: unbegrenzt
- Organisationsform: eher in Gruppenform, landschaftliche schöne und reizvolle Strecke, Vermeidung von Läufen in einer reizarmen Umgebung

Literatur

APA (American Psychiatric Organisation) (2006) Practice guideline for the treatment of patients with substance use disorders – second edition. Zugriff am 11. Januar 2011 unter http://www.psychiatryonline.com/pracGuide/pracGuideTopic_5.aspx

AWMF (Arbeitsgemeinschaft der Wissenschaftlichen Medizinischen Fachgesellschaften) (2006) AWMF-Leitlinie: Postakutbehandlung alkoholbezogener Störungen. Sucht, 52 (1), 8–34

AWMF (Arbeitsgemeinschaft der Wissenschaftlichen Medizinischen Fachgesellschaften) (2006) Tabakbedingte Störungen »Leitlinie: Tabakentwöhnung« (2005). Zugriff am 11. Januar 2011 unter http://www.uni-duesseldorf.de/AWMF/II/076-006.htm

Bartmann U (2009) Laufen und Joggen für die Psyche. 5., überarbeitete und erweiterte Auflage. dgvt, Tübingen

Broocks A (2005) Körperliches Training in der Behandlung psychischer Erkrankungen. Bundesgesundheitsbl-Gesundheitsforsch-Gesundheitsschutz 48, 914–921

Broocks A (2008) Sport- und Bewegungstherapie. In: Möller HJ, Laux G, Kapfhammer HP (Hrsg.) Psychiatrie und Psychotherapie. 3., vollständig neu bearbeitete und aktualisierte Auflage. Springer, Heidelberg. S. 902–909

Broocks A, Meyer T (2009) Psychisch FIT durch Ausdauertraining – Ein kurzer Leitfaden für alle, die wieder auf die Beine kommen wollen. Psychiatrie und Psychotherapie up2date 3. Zugriff am 11. Januar 2011 unter https://www.thieme-connect.com/media/psychiatrie-u2d/200902/supmat/supmat55.pdf

Frauenknecht S, Lieb K, Brunnhuber S (2008) Intensivkurs: Psychiatrie und Psychotherapie. 6. Auflage. Urban & Fischer, München

Legl T (2004) Sport und Drogen. In: Brosch R, Mader R (Hrsg.) Sucht und Suchtbehandlung. Problematik und Therapie in Österreich. LexisNexis ARD Orac, Wien. S. 469–478

Robert-Koch-Institut (RKI) (2008) Gesundheitsberichterstattung des Bundes Heft 40 Alkoholkonsum und alkoholbezogene Störungen. Zugriff am 11. Januar 2011 unter http://www.rki.de/cln_178/nn_199850/DE/Content/GBE/Gesundheitsberichterstattung/GBEDownloadsT/alkoholkonsum,templateId=raw,property=publicationFile.pdf/alkoholkonsum.pdf

Schay P, Petzold HG, Jakob-Krieger C, Wagner M (2006) Lauftherapie als übungs- und erlebniszentrierte Behandlungsmethode der Integrativen Therapie in der medizinischen Rehabilitation Drogenabhängiger – Theorie, Praxis, Forschung. Integrative Suchtarbeit, 2, 159–204

Lauftherapie in der praktischen Behandlung von Persönlichkeitsstörungen

Seit Bestehen der Menschheit beschäftigen sich Philosophen und Gelehrte mit dem Begriff der Persönlichkeit. Er ist ebenfalls in der Psychologie viel diskutiert. So entstanden im Laufe der Zeit unterschiedliche Theorien zu Persönlichkeit und Persönlichkeitsentwicklung. Hans Eysenck erforschte die Unterschiede der Persönlichkeiten von Menschen und entwickelte die Konzepte der Introvertiertheit, Extrovertiertheit und des Neurotizismus. Er beschreibt die Persönlichkeit eines Menschen als die mehr oder weniger dauerhafte Organisation von Charakter, Temperament, Intellekt und Körperbau, durch die seine einzigartige Anpassung an die Umwelt bestimmt wird. Dabei umschreibt Eysenck den Charakter eines Menschen mit seinem Willen, sein Temperament mit seinen Gefühlen, sein Intellekt mit der Intelligenz und den Körperbau mit der physischen Gestalt sowie den endokrinen und hormonellen Voraussetzungen (Eysenck, 1970). Heute wissen wir, dass die Persönlichkeitsentwicklung aus dem Zusammenwirken von genetisch-biologischen Vorrausetzungen, psychosozialen Faktoren und bestimmten Umwelteinflüssen resultiert. Dieser Vorgang wird als Prozess beschrieben, der solange ein Mensch lebt, nie endet und ständig reifen kann.

Denkmuster werden nicht als »krankhaft« erlebt

Wenn eine Person jedoch bestimmte Eigenschaften, Verhaltensweisen, affektive Reaktionen oder bestimmte Denkmuster entwickelt, wodurch es unmöglich ist, auf wechselnde Situationen und Umweltbedingungen mit einem entsprechenden Verhalten zu reagieren, kann man von einer Persönlichkeitsstörung sprechen. In diesem Fall grenzen sich die Einstellungen und Verhaltensweisen der Betroffenen deutlich von den Erwartungen des soziokulturellen Umfeldes ab. Als charakteristisch gilt, dass diese starren Denkmuster der betreffenden Personen selbst nicht als »krankhaft« erlebt werden und erst dann zu Problemen führen, wenn es zu einem Leidensdruck der Betroffenen kommt (Lieb, Frauenknecht & Brunnenhuber, 2008).

In den bekannten klinischen Klassifikationskatalogen werden zehn verschiedene spezifische Persönlichkeitsstörungen unterschieden. Das DSM-IV z. B. unterscheidet nach drei Hauptkategorien der Persönlichkeitsstörungen, diese sind in ◘ Tab. 9.1 dargestellt.

Deutliche Unterschiede zwischen Frauen und Männern

In der deutschen Bevölkerung sind Frauen gleich häufig wie Männer von Persönlichkeitsstörungen betroffen. Innerhalb der Ausprägungen finden sich jedoch deutliche Unterschiede zwischen Frauen und Männern. Während Männer eher an dissozialen und zwanghaften Persönlichkeitsstörungen leiden, erkranken Frauen häufiger an der sogenannten Borderline-Persönlichkeitsstörung, der dependenten oder der ängstlich-vermeidenden Per-

Tab. 9.1 Die Hauptgruppen der Persönlichkeitsstörungen (PS) (nach DSM-IV)

Gruppen der PS	Formen	Charakteristika
A »Sonderbar, seltsam, exzentrisch«	Paranoide PS Schizoide PS Schizotypische PS	Misstrauen und Argwohn, Interpretation der Motive anderer als böswillig, Distanziertheit, Isolation, eingeschränkter emotionaler Ausdruck, soziales Unbehagen, eigentümliches Verhalten, Verzerrungen des Denkens
B »Dramatisch, emotional, launisch«	Dissoziale PS Borderline PS Histrionische PS Narzisstische PS	Missachtung und Verletzung der Rechte anderer; Instabilität zwischenmenschlicher Beziehungen, des Selbstbildes und der Affektivität, Impulsivität, Selbstverletzungen; übermäßige Emotionalität, Expressivität, nach Aufmerksamkeit heischendes Verhalten; Gefühl der Großartigkeit, Bedürfnis nach Bewunderung, »Selbstverherrlichung«, mangelnde Empathie
C »Ängstlich«	Ängstlich-vermeidende PS Dependente PS Zwanghafte PS	Soziale Hemmung, Gefühl der Unzulänglichkeit, Überempfindlichkeit gegenüber negativer Bewertung; unterwürfiges und anklammerndes Verhalten, übermäßiges Bedürfnis, umsorgt zu werden, Gefühl der Hilflosigkeit/Schwäche; Ordnungszwang, Perfektionismus, Kontrolle, »Sollen«

sönlichkeitsstörung. Zwei Drittel aller Patienten mit einer Persönlichkeitsstörung leiden zusätzlich an einer weiteren psychischen Erkrankung (Lieb et al., 2008).

Zur Therapie von Persönlichkeitsstörungen sind hier zum einen die Psychotherapie zu nennen, mit einer fundierten Diagnostik und die Betrachtung des psychosozialen Umfeldes unter ständiger Betonung auf einer Ressourcenorientierung, zum anderen die psychotherapeutisch integrierte Pharmakotherapie. Die Persönlichkeitsstörungen wurden bislang noch nicht explizit in Bezug auf den Einsatz lauf- oder sporttherapeutischer Maßnahmen diskutiert. Betrachtet man den Begriff der Persönlichkeitsstörung nicht so eng, wie in den o. g. klassischen Indikationskatalogen dargestellt, sondern etwas weiter, dann lassen sich psychopathologische Erkrankungen wie z. B. Neurosen, Angst- und Panikstörungen oder die Schizophrenie im weitesten Sinne ebenfalls in Bezug auf sporttherapeutische bzw. lauftherapeutische Aspekte betrachten.

9.1 Bewegung und Sport bei Persönlichkeitsstörungen bzw. weiteren psychopathologischen Indikationen – zum Stand der Forschung

Unter Persönlichkeitsstörungen werden, wie eben schon beschrieben, eine Reihe von Erkrankungen subsummiert (vgl. DIMDI, 2010), die in diesem Kapitel nicht im Einzelnen Bestandteil der Ausführungen sein können. Allerdings finden sich Ausführungen zu den Erkrankungen, die vor dem Hintergrund der aktuellen wissenschaftlichen Befundlage am relevantesten erscheinen. So führt Broocks (2005) hinsichtlich der positiven Effekte von Bewegung und Sport neben Depression (▶ Kap. 6) und Suchterkrankungen (▶ Kap. 8), Panikstörungen, Agoraphobie und Schizophrenie auf.

Das zentrale Anliegen von Broocks war, die Überprüfung der Wirksamkeit von Bewegung und Sport nicht nur auf physische Aspekte zu reduzieren, sondern vor allem die psychischen Wirkungen darzulegen. Grundsätzlich scheint die positive Wirkung von Sport und Bewegung bei psychischen Erkrankungen als gut belegt (vgl. Scully et al., 1998). Im Kontext von Panikstörungen und Agoraphobie ist die grundsätzlich angstmindernde und depressionsmindernde Wirkung von Bewegung und Sport von besonderer Bedeutung (vgl. u. a. Petruzello et al., 1991; Broocks et al., 1998). Gerade die Probanden, die Ausdauertraining betreiben, schätzen ihren Zustand nach der Intervention als deutlich besser ein. Broocks et al. (2005) sprechen in diesem Zusammenhang nicht nur von einer statistischen, sondern auch klinisch bedeutsamen Verbesserung.

Bei der psychischen Erkrankung der Schizophrenie ist die Befundlage hinsichtlich des Gesundheits- und Fitnesszustandes der Patienten ebenfalls eindeutig. Bereits Dixon et al. (1999) konstatierten bei 719 Schizophreniepatienten eine deutlich verminderte Ausdauerleistungsfähigkeit und führten dies vor allem auf die geringe Aktivität und den häufig hohen Tabakkonsum zurück. Im Umkehrschluss ergibt sich nun für die Autoren die Notwendigkeit von Sport und Bewegung, zumal viele Schizophreniepatienten auch unter depressiven Begleitsymptomen und/oder Panikstörungen leiden (vgl. Bermanzohn et al., 2000; RKI, 2010). Weiterhin ist die Komorbidität mit einer Suchterkrankung häufig zu beobachten (RKI, 2010).

Sport wird bei Schizophrenie als positiv bewertet

Hinsichtlich der wissenschaftlichen Evidenz muss zu diesem Zeitpunkt konstatiert werden, dass für Schizophrenie diesbezüglich keine Studien vorliegen. Allerdings führen Faulkner & Biddle (1999) aus, dass Sport und Bewegung Schizophrenie durchaus positiv beeinflussen kann, wobei der mögliche Wirkmechanismus in diesem Zusammenhang offen bleibt. Im Gesundheitsbericht des RKI (2010) zu Schizophrenie und zu Angststörungen (2004) wird Sport und Bewegung als Therapiemaßnahme nicht einmal erwähnt. Allerdings scheint im Kontext von Persönlichkeitsstörungen und Bewegung bzw. Sport noch stärkerer Forschungsbedarf zu bestehen (vgl. Faulkner & Carless, 2006). Auch wenn Knapen et al. (2003) in einer Studie an 199 Patienten eine positive Wirkung von sporttherapeutischen Maßnahmen postulieren, so weist diese Studie jedoch einige methodische Schwächen auf. Richardson et al. (2005) führen in ihrer Übersichtsarbeit einen wesentlichen Aspekt aus: Sport und Bewegung kann psychisch kranken Menschen helfen, so dass Bewegungsprogramme fester Bestandteil in der psychiatrischen Behandlung sein sollte. Hierzu sind allerdings stärkere Forschungsaktivitäten notwendig (vgl. auch Peluso et al., 2005).

9.2 Praktische Hinweise zum Einsatz von Lauftherapie bei Persönlichkeitsstörungen

Soziale Aspekte des Laufens im Vordergrund

Aus praktischer Sicht ergeben sich für uns folgende Ableitungen. Da wie zuvor beschrieben Depression und eine Suchterkrankung mit vielen Persönlichkeitsstörungen assoziiert ist, können trotz der geringen wissenschaftlichen Befundlage für die oben dargestellten Erkrankungen (vgl. Faulkner & Carless, 2006) positive Wirkungen des Laufens angenommen werden (▶ Kap. 6). In erster Linie geht es offensichtlich bei Patienten mit Persönlichkeitsstörungen, Phobien oder Schizophrenie um eine Verbesserung der Selbst- und Fremdwahrnehmung sowie einer Optimierung in der Wahrnehmung der Person-Umwelt-Interaktion. Darüber hinaus erscheint es sinnvoll, durch die Lauftherapie Einfluss auf kognitive Verzerrungen und/oder irrationale Überzeugungen zu nehmen. Aus diesem Grund stehen aus unserer Sicht zu Beginn weniger die Belastungsnormative, sondern eher die sozialen Aspekte des Laufens sowie die sinnlichen Erfahrungen der Patienten im Vordergrund.

Begonnen werden sollte daher mit der Dauermethode, die es dem Patienten erlaubt, sowohl mit dem Lauftherapeuten zu kommunizieren als auch bewusst und gerichtet seine Aufmerksamkeit nach innen zu richten (Spüren von Spannungs- und Entspannungszuständen bzw. Herzschlag und Atmung) oder aber nach außen (also auf die Umwelt). Daher sollte das Trainingsgelände viel Abwechslung aufweisen. Beginnen könnte man also mit dem

Laufen auf einem Feldweg, mit seinen typischen Charakteristika. Den zweiten Teil des Laufes könnte man dann in ein Waldstück legen. Diese Maßnahme trainiert die sinnliche Wahrnehmung und die Flexibilität dieser Vorgänge. Je nach Ausgangsniveau sollte also zunächst mit leichtem Gehen bzw. Walken begonnen werden.

Laufen ist bei der Erreichung eines entsprechenden Fitnesszustandes selbstverständlich sinnvoll und empfehlenswert. Dieser Trainingsprozess sollte aber sehr bewusst mit dem Lauftherapeuten reflektiert werden. Eine Förderung der sozialen Interaktion der Patienten während des Trainings erscheint ebenfalls sinnvoll. Ein direkter verbaler Austausch, über das Erleben im Hier und Jetzt, ermöglicht eine Adjustierung der Selbst- sowie der Fremdwahrnehmung.

Um irrationale Überzeugungen aufzubrechen bzw. kognitive Verzerrungen zu beeinflussen, bietet es sich an, das Laufprogramm gemeinsam mit dem Patienten zu entwickeln und ihm so die Möglichkeit zu geben, über die eigene Belastungsplanung mögliche und individuelle Grenzerlebnisse zu erzeugen, die dabei helfen können, die eigenen Fähigkeiten und Grenzen besser einschätzen zu lernen.

Gefahr einer möglichen Überlastung beachten

Hier bietet sich dann eher ein Lauftraining nach der Intervallmethode an, die jedoch erst bei fortgeschrittenen Läufern zur Anwendung kommen sollte und mit der der Therapeut sehr sparsam umgehen sollte, da hier die Gefahr einer möglichen Überlastung besteht.

Vor dem Hintergrund der aktuellen Befundlage ergeben sich folgende Empfehlungen für die Durchführung von Sport/Bewegung und/oder einer Lauftherapie bei Persönlichkeitsstörungen und Phobien bzw. Schizophrenie:

Empfehlungen für Sport und Bewegung und/oder Lauftherapie bei Persönlichkeitsstörungen

- Häufigkeit: 3-mal/Woche
- Dauer: 30–60 Minuten, später bis zu 75 Minuten
- Intensität: 50–70% der $HF_{max.}$
- Zeitraum: mindestens 24 Wochen
- Organisationsform: Gruppentraining ist dem Einzeltraining aus Gründen der Förderung sozialer Interaktion vorzuziehen! Zentraler Fokus: Verbesserung der Selbst- und Fremdwahrnehmung, Optimierung der eigenen Wahrnehmung von Möglichkeiten und Grenzen

Literatur

Bermanzohn PC et al. (2000) Hierarchial diagnosis in chronic schizophrenia: a clinical study of co-occurrung snydroms. Schizophrenia Bulletin 26, 519–527

Broocks A et al. (1998) Comparison of aerobic exercise, clomipramine, and placebo in the treatment of panic disorder. American Journal Psychatry 155, 555–557

Broocks A (2005) Körperliches Training in der Behandlung psychischer Erkrankungen. Bundesgesundheitsblatt – Gesundheitsforschung – Gesundheitsschutz 8, Ausgabe 48. Springer, Heidelberg. S. 914–921

Deutsches Institut für Medizinische Dokumentation und Information (DIMDI) (2011) ICD-10 Internationale Klassifikation der Krankheiten, 10 Revision. http://www.dimdi.de/static/de/klassi/diagnosen/icd10/index.htm (Zugriff am 20.01.2011)

Dixon L et al. (1999) Dual diagnosis of substance abuse in schizophrenia: prevalence and impact on outcomes. Schizophrenia Research. 35 (1), 93–100

Eysenck HJ (1970) The structure of human personality (3rd edition). Methuan, London

Faulkner G, Biddle S (1999) Exercise and schizophrenia: a review. Journal of Mental Health 8, 441–457

Faulkner G, Carless D (2006) Physical activity in the process of psychiatric rehabilitation: theoretical and methodological issues. Psychiatric Rehabilitation Journal, S. 258–266

Frauenknecht S, Lieb K, Brunnhuber S (2008) Intensivkurs: Psychiatrie und Psychotherapie. 6. Auflage. Urban & Fischer, München

Knapen J, van de Vliet P, van Coppenolle H, David A, Peuskens J, Knapen K, Pieters G (2003) The effectiveness of two psychomotor therapy programmes on physical fitness and physical self-concept in nonpsychotic psychiatric patients: a randomized controlled trial. Clinical Rehabilitation, Ausgabe 17, S. 637–647

Lieb K, Frauenknecht S, Brunnhuber S (2008) Intensivkurs Psychiatrie und Psychotherapie. 6. Auflage. Urban & Fischer, München

Peluso M, Guerra de Andrade L (2005) Physical activity and mental health: the association between exercise and mood. Clinics, Ausgabe 60 (1), S. 61–70

Petruzello SJ et al. (1991) A meta analysis on anxiety reducing effects of acute and chronic exercise. International Journal of Sports medicine, 11(3), 143–182

Richardson C, Faulkner G, McDevitt J, Skrinar G, Hutchinson D, Piette J (2005) Integrating physical activity into mental health services for persons with serious mental illness. Psychiatric Services, Volume 56, No. 3, S. 324–331

Robert-Koch-Institut (RKI) (2010). Schizophrenie. Robert-Koch-Institut, Berlin

Robert-Koch-Institut (RKI) (2004). Angststörungen. Robert-Koch-Institut, Berlin

Lauftherapie in der praktischen Behandlung von Krebserkrankungen

Eine Krebserkrankung kann dann entstehen, wenn sich körpereigene Zellen vermehren und sich dadurch im Gewebe oder in den Organen eine Geschwulst bildet. Zunächst kann diese Geschwulst sowohl gut- als auch bösartig sein. Bei gutartigen Tumoren dringt die Geschwulst nicht in benachbartes Gewebe ein, um Metastasen zu bilden. Wenn sich jedoch ein bösartiger Tumor bildet, spricht man umgangssprachlich von Krebs. Dieser verdrängt gesundes Gewebe im Körper und kann sich über Blutgefäße und das Lymphsystem verbreiten, so dass sich dann Tochtergeschwülste, sogenannte Metastasen, bilden.

Laut Schätzungen des Robert-Koch-Institutes (RKI) gilt der Prostatakrebs bei Männern als die am häufigsten auftretende Krebsart in Deutschland, gefolgt von Darmkrebs und Lungenkrebs. Die bei Frauen am häufigsten auftretende Krebserkrankung ist Brustkrebs, dann Darmkrebs und an dritter Stelle das Bronchialkarzinom. Heutzutage sind die größten verursachenden Risikofaktoren für Krebs bekannt: Dazu zählen Rauchen, Übergewicht, mangelnde Bewegung und zu viel Alkoholkonsum. Durch das Wissen um die verschiedenen Risikofaktoren ist es uns möglich, unser Risiko, an diversen Krebsarten zu erkranken, durch einen gesunden Lebensstil zu verringern.

Aerobe Bewegungstherapie bei Krebserkrankung empfehlenswert

Nach Braumann und Stiller (2010) steigt die Zahl der Patienten, die eine Krebserkrankung überlebt haben, kontinuierlich an. Inzwischen setzen auch einige Onkologen sportliche Aktivität zur Linderung von tumor- oder chemotherapiemediierten Folgen ein. Die positiven Effekte einer Lauftherapie bei Krebserkrankungen sind sowohl medizinisch als auch psychologisch zu beschreiben. Braumann und Stiller (2010) bestätigen, dass zahlreiche Studien darauf schließen lassen, dass eine aerobe Bewegungstherapie in den verschiedenen Phasen einer Krebserkrankung empfehlenswert ist. Die Folgen davon seien in keinem Falle negativ, sondern gewinnbringend für die Patienten. Es ist jedoch auf die Intensität der Belastung für die einzelnen Patienten zu achten. Eine Bewegungstherapie führt im Allgemeinen zu einer Vitalitätszunahme und zu einer generellen Verbesserung der Lebensqualität, neben den physiologischen und funktionellen Faktoren auch zu emotionalem und sozialem Wohlbefinden.

Wir wissen heute, dass Übergewicht (Body-Mass-Index/BMI >25,0) und Adipositas (BMI >30,0) mit einem erhöhten Risiko einhergehen, an einer Tumorerkrankung zu versterben (Braumann & Stiller, 2010). Dieses Risiko steigt linear mit zunehmendem BMI.

Auch nach Diagnosestellung einer Krebserkrankung ist es wichtig, das Körpergewicht zu regulieren. Denn nicht nur die Entstehung, auch die Ausbreitung und Metastasierung von Tumoren wird durch Fettleibigkeit begünstigt.

In diesem Falle scheinen diverse molekulare Mechanismen für die Veränderung des Mikromilieus im Fettgewebe verantwortlich zu sein. Bedauerlicherweise zeigen Studien, dass eine Gewichtszunahme bei Frauen mit einer Brustkrebsdiagnose eher eintritt als Gewichtsverlust. Dabei hatten prämenopausale Frauen mit mehr als 6 kg Gewichtszunahme eine 1,6fach höhere Wahrscheinlichkeit an Brustkrebs zu versterben als Frauen, die weniger an Gewicht zunahmen. Besonders erfolgsversprechend scheint demnach eine Lauftherapie u. a. zum Zwecke der Gewichtsregulierung bei Patientinnen mit Brustkrebs zu sein, die durch ein niedriges Stadium ihrer Erkrankung besonders gute Überlebenschancen haben. In physischer Hinsicht ist eine Lauftherapie, neben der Stärkung des Herz-Kreislauf-Systems, für eine begleitende Therapie empfehlenswert, um u. a. auch eine starke Gewichtzunahme vermeiden zu können.

Die Lebensqualität von Krebspatienten kann durch eine Lauftherapie in emotionaler und sozialer Hinsicht deutlich verbessert werden.

Unter anderem führt die Stärkung des Selbstwertgefühls zur Stimmungsaufhellung (Courneya, Segal & Mackey, 2007). Bislang kann jedoch noch nicht eindeutig geklärt werden, in welchem Umfang eine Bewegungstherapie verlaufen muss, um eindeutige positive Effekte erzielen zu können. Daher wird angenommen, dass die Veränderung von Lebensstil und Verhaltensweise (pro Bewegung) einen größeren positiven Effekt zur Behandlung von Krebserkrankungen hat als die absolute Quantität der sportlichen Aktivität.

10.1 Sport und Lauftherapie bei Lungenkrebs – zum Stand der Forschung

Sporttherapie spielte bisher untergeordnete Rolle

Zur Thematik Krebs und sportliche Aktivität im Sinne therapeutischer Maßnahmen gibt es eine Fülle von Studien. Dies liegt u. a. an der Vielzahl unterschiedlicher Krebserkrankungen. Aus diesem Grund beschränken wir uns in der Diskussion auf den Forschungsstand zum Thema Sport- und Lauftherapie bei Brustkrebs- und Lungenkrebserkrankungen. Wie bereits erwähnt, ist Brustkrebs die häufigste bösartige Neubildung bei Frauen. Laut

Robert-Koch-Institut (RKI, 2005) sind schätzungsweise 47.500 Neuerkrankungen bei Frauen pro Jahr zu verzeichnen. Der Anteil an den Krebsneuerkrankungen liegt damit bei 24% (vgl. RKI, 2005). Lungenkrebs ist die weltweit häufigste Krebserkrankung bei Männern. Der Lungenkrebs stellt mittlerweile in Deutschland sowohl für Männer als auch für Frauen die dritthäufigste Krebserkrankung dar. Bei etwa 14% aller Krebsneuerkrankungen der Männer handelt es sich um Lungenkrebs, während er bei Frauen 7% aller bösartigen Neubildungen ausmacht. Die ungünstige Prognose führt bei Männern zu einem Anteil von 26% und bei Frauen von 12% an den Krebssterbefällen. Das mittlere Erkrankungsalter liegt bei etwa 69 Jahren (vgl. RKI, 2010). Hinsichtlich der Therapiemaßnahmen scheint Sport und Bewegung bisher eher untergeordnete Rolle zu spielen.

Riesenberg und Lübbe (2009) konnten in einer Studie an 45 Patienten positive Wirkungen von Ausdauertraining im Kontext eines stationären Rehabilitationsprogramms aufzeigen. Neben den positiven Wirkungen auf u. a. die Ausdauerleistungsfähigkeit berichten die Autoren von einer Verbesserung in der gesundheitsbezogenen Lebensqualität und einem Rückgang im Kontext von Fatigue (chronische Erschöpfung). Jones et al. (2008) führen in ihrer Studie ebenfalls Verbesserungen auf den Parameter Fatigue durch ein 14-wöchiges Fitnessprogramm in der Rehabilitation an. Temel et al. (2009) konnten diese Effekte nicht bestätigen. Allerdings muss dieses Ergebnis aufgrund der geringen Stichprobengröße mit Vorsicht interpretiert werden. Lee, Sesso und Paffenberger (1999) weisen daraufhin, dass 6–8 Stunden moderate körperliche Aktivität das Risiko, an Lungenkrebs zu erkranken, signifikant senken kann. Coups et al. (2009) haben untersucht, inwieweit Lungenkrebspatienten nach der Rehabilitation körperlich aktiv sind, und kommen zu dem Ergebnis, dass die 175 Probanden durchschnittlich 78 Minuten in der Woche körperlich aktiv sind. Davon laufen 65% 3-mal pro Woche. Die Autoren konstatieren eine noch zu geringe körperliche Aktivität bei den Probanden (vgl. Lee, Sesso & Paffenberger 1999).

Wiederherstellung von Lungenfunktionsbereichen durch Ausdaueraktivität

Ein resümierender Blick auf den Forschungsstand zur Thematik, der zusammenfassend auch in der ► Studienübersicht zu entnehmen ist, legt jedoch nahe, sich zukünftig intensiver mit Lauf- und Sporttherapie in diesem Kontext zu beschäftigen. So erscheint also eine Wiederherstellung einzelner Lungenfunktionsbereiche durch systematische Ausdaueraktivität möglich. Die positiven Effekte auf die Lebensqualität einzelner hier dokumentierter Studien ermutigen ebenfalls zur Hinzunahme von Lauftherapie bei Lungenkrebspatienten. Und offensichtlich kann auch von einem präventiven Effekt von regelmäßiger, sportlicher Aktivität bezogen auf eine Krebserkrankung ausgegangen werden.

10.2 Übersicht vorliegender Studien zum Thema Lauftherapie bei Lungenkrebs

10.2.1 Barinow-Wojewódzki et al. (2008)

»Effects of rehabilitation on physical efficiency in patients with lung cancer evaluated by means of the 6-minute walking test«

Schlüsselwörter

- Lung cancer
- Rehabilitation
- 6-minute walking test

Forschungsdesign

- Forschungsarbeit
- 70 Teilnehmer
- 3 Gruppen: Laufdistanz mehr als 400 m (42), Laufdistanz zwischen 300 und 400 m (18), Laufdistanz zwischen 200 und 300 m (10) bei einem am Anfang durchgeführten 6-Minuten-Walktest

Forschungsfrage

- Welches der drei getesteten Rehabilitationsprogramme hat die größte Auswirkung auf die körperliche Leistungsfähigkeit?
- Wie hilfreich ist der 6-Minuten-Walktest bei der Auswertung der Gruppenergebnisse?

Ergebnisse

6-Minuten-Walktest ist gutes Evaluationsmittel

- 6-Minuten-Walktest ist ein gutes Evaluationsmittel.
- Intensives körperliches Training mindert die körperliche Leistungsfähigkeit bei Lungenkrebspatienten.
- Moderates Training fördert die Leistungsfähigkeit bei Lungenkrebspatienten.
- Bewegungstherapie ohne Ausdauertraining ist eine sichere Rehabilitationsvariante für Lungenkrebspatienten.

Diskussion

- Atemnot, Müdigkeit, Sauerstoffausnutzung, Blutdruck und METs wurden gemessen und verglichen, aber im Text nur sehr schwer verständlich analysiert.

10.2.2 Spruit et al. (2006)

»Exercise capacity before and after an 8-week multidisciplinary inpatient rehabilitation program in lung cancer patients: A pilot study«

- **Schlüsselwörter**
- Lung cancer
- Rehabilitation
- Exercise capacity
- Exercise training
- 6-min walking distance
- Inpatient

- **Forschungsdesign**
- Pilotstudie
- 10 Teilnehmer
- 8-wöchiges Trainingsprogramm

- **Forschungsfrage**
- Ein 8-wöchiges stationäres körperliches Trainingsprogramm als Teil eines vielseitigen Rehabilitationsprogramms führt zu einer signifikanten Verbesserung der körperlichen Leistungsfähigkeit, ohne dabei die Lungenfunktion zu verschlechtern.

- **Ergebnisse**
- Es gab keine Verbesserung der Herzfunktionen.
- Signifikante Verbesserung sowohl der Gehstrecke, jedoch ohne signifikante Verbesserung in der Borg-Skala und Fatigue-Skala, als auch der Höchstleistung auf dem Ergometer.

- **Diskussion**
- Lungenkrebspatienten können ohne weiteres in Rehabilitationsprogramme für Herzpatienten integriert werden.

10.2.3 Riesenberg et al. (2009)

»In-patient rehabilitation of lung cancer patients – a prospective study«

- **Schlüsselwörter**
- Lung cancer
- Oncological rehabilitation
- Cancer sports

- Heart rate variability
- Quality of life research

- **Forschungsdesign**
- Studie
- 45 Teilnehmer
- 4-wöchiges Trainingsprogramm

- **Forschungsfrage**
- Veränderungen in der körperlichen Leistungsfähigkeit und der gesundheitsbezogenen Lebensqualität vor und nach einem stationären Rehabilitationsprogramm

- **Ergebnisse**
- Die Ergometerleistung verbesserte sich.
- Die Gehstrecke wurde verlängert.
- Der Ruhepuls wurde gesenkt, der Herzrhythmus angepasst (Anpassung an Ausdauertraining).
- Die gesundheitsbezogene Lebensqualität wurde verbessert und Fatigue ging zurück.

- **Diskussion**

Aerobic bei Rehabilitation von Lungenkrebs möglich

- Ausdauertraining auf der Grundlage von Aerobic ist in der Rehabilitation von Lungenkrebspatienten durchaus anwendbar.
- Physiologische und psychologische Aspekte wurden verbessert.
- Wie sich diese Verbesserungen auf lange Zeit auswirken, muss noch untersucht werden.

10.2.4 Wall (2000)

»Changes in hope and power in lung cancer patients who exercise«

- **Schlüsselwörter**
- Exercise, hope, power
- Lung cancer patients
- Rogers' science of unitary human beings

- **Forschungsdesign**
- RCT
- 104 Teilnehmer; drop out: 7
- 2 Gruppen: Versuchsgruppe (52) und Kontrollgruppe (52)

- **Forschungsfrage**
- Verändern sich Hoffnung und Kraft?
- Und wie stehen Hoffnung und Kraft in Bezug zueinander während der Phase vor und nach einer OP bei Lungenkrebspatienten?

- **Ergebnisse**
- Hoffnung blieb gleich in beiden Gruppen.
- Kraft verbesserte sich in der Versuchsgruppe und verschlechterte sich in der Kontrollgruppe.

- **Diskussion**
- Aktivität hilft, positiver in die Zukunft zu schauen.

Aktivität hilft, positiver in die Zukunft zu schauen

10.2.5 Jones et al. (2008)

»Safety and feasibility of aerobic training on cardiopulmonary function and quality of life in postsurgical nonsmall cell lung cancer patients«

- **Schlüsselwörter**
- Aerobic exercise
- Nonsmall cell lung cancer
- Cardiopulmonary fitness
- Quality of life

- **Forschungsdesign**
- Pilotstudie
- 20 Teilnehmer, drop out: 1
- 14-wöchiges Trainingsprogramm

- **Forschungsfrage**
- Wirkung eines überwachten Aerobicprogramms auf Herz-Lungen-Funktion und Lebensqualität.

Wirkung von Aerobic auf Herz-Lungen-Funktion und Lebensqualität

- **Ergebnisse**
- VO_2 max. und die Wattleistung wurden verbessert.
- Beim »Functional Assessment of Cancer Therapy«-Fragebogen wurden die Skala Fatigue und Lunge verbessert.
- Die Skala Lebensqualität verbesserte sich nur bei Patienten ohne Chemotherapie, ebenso die Herz-Lungen-Funktion.

- **Diskussion**
  - Aerobic kann durchaus bei Lungenkrebspatienten in der Rehabilitation angewandt werden.
  - Größere randomisierte Studien sind erwünscht.

10.2.6 Jones et al. (2010)

»The lung cancer exercise training study: a randomized trial of aerobic training, resistance training, or both in postsurgical lung cancer patients: rationale and design«

- **Schlüsselwörter**
  - Keine Angaben

- **Forschungsdesign**
  - RCT
  - 160 Teilnehmer
  - 4 Gruppen: Aerobic (40), Ausdauertraining (40), Mischung aus Aerobic und Ausdauer (40), Kontrollgruppe mit leichtem Dehnen (40)
  - 16 Wochen

- **Forschungsfrage**
  - Vergleich von 4 verschiedenen Gruppen
  - Hauptaugenmerk auf VO_2 max.
  - Patientenanmerkungen (z. B. Lebensqualität) und Auswirkungen auf Lunge, Herz und Muskeln

- **Ergebnisse**
  - Noch keine Ergebnisse, da bis jetzt nur das Design steht.
  - Studie ist jedoch schon angelaufen.

- **Diskussion**
  - Die Ergebnisse dieser Studie sollen als Leitlinien für die Rehabilitation mit Lungenkrebspatienten hergenommen werden.
  - Ergebnisse dürfen mit Spannung erwartet werden, weil erstmals vier verschiedene Gruppen mit einer solchen Gruppengröße über einen solch langen Zeitraum getestet werden.

10.2.7 Cesario et al. (2007)

»Post-operative respiratory rehabilitation after lung resection for non-small cell lung cancer«

- **Schlüsselwörter**
  - Non-small cell lung cancer
  - Pulmonary rehabilitation
  - Surgery

- **Forschungsdesign**
  - RCT
  - 211 Teilnehmer
  - 2 Gruppen: Versuchsgruppe (25), Kontrollgruppe (186)

- **Forschungsfrage**
  - Effekte eines stationären Lungenrehabilitationsprogramms bei Lungenkrebspatienten nach einer Operation an der Lunge

- **Ergebnisse**
  - Signifikante Verbesserungen in der Versuchsgruppe in:
    - Borg-Skala Atemnot in Ruhe, Borg-Skala Atemnot in Bewegung, PH-Wert, Gehstrecke beim 6-Minuten-Walktest, Hb-Sättigung des Blutes während des 6-Minuten-Walktests.
  - Signifikante Verschlechterungen in der Kontrollgruppe in:
    - Ausatemvolumen
    - Maximale Ausatmung
    - Arterieller Sauerstoffpartialdruck
  - Jeweils im Vergleich von Anfangsmessung zur Messung nach einem Monat.

- **Diskussion**
  - Frühe Rehabilitation fördert die Wiederherstellung der Lunge und ihrer Funktion.

Möglichst frühe Rehabilitation bei Lungenkrebs

10.2.8 Lee et al. (1999)

»Physical activity and risk of lung cancer«

- **Schlüsselwörter**
  - Cigarette smoking
  - Lung cancer
  - Physical activity

- **Forschungsdesign**
  - Langzeitstudie
  - 13.905 Teilnehmer im Zeitraum 1977–1993
    - 1977 erster Fragebogen
    - 1988 zweiter Fragebogen
    - 1993 dritter Fragebogen

- **Forschungsfrage**
  - Auswirkungen von körperlicher Aktivität und Energieverbrauch auf das Risiko, Lungenkrebs zu bekommen

- **Ergebnisse**
  - Körperliche Aktivität kann Einfluss auf das Risiko haben
  - Ein Energieverbrauch von ca. 12.600 kJ/Woche (erreichbar durch 6–8 Stunden moderate körperliche Aktivität/Woche) kann das Risiko signifikant senken

Verbrauch von 12.600 kJ/Woche kann Risiko signifikant senken

- **Diskussion**
  - Weitere Studien sind nötig, um diese Aussage zu stützen.

10.2.9 Temel et al. (2009)

»A structured exercise program for patients with advanced non-small cell lung cancer«

- **Schlüsselwörter**
  - Non-small cell lung cancer
  - Exercise
  - Supportive care

- **Forschungsdesign**
  - Studie
  - 25 Teilnehmer, drop out: 14
  - 16 Trainingseinheiten über einen Zeitraum von 8 Wochen

- **Forschungsfrage**
  - Besteht die Möglichkeit der Durchführung eines Übungsprogramms bei Lungenkrebspatienten?
  - Veränderungen in der funktionellen Leistungsfähigkeit (Test anhand von 6-Minuten-Walktest und Krafttests) sowie der Lebensqualität, den Lungenkrebssymptomen und Fatigue anhand eines Fragebogens

- **Ergebnisse**
- Anhand des drop outs kann man erkennen, dass nur 11 Patienten die Studie beendet haben.
- Lebensqualität, Stimmung und Fatigue veränderten sich nicht.
- Die Lungenkrebssymptome verbesserten sich.
- Die Gehstrecke verbesserte sich, die Maximalkraft verbesserte sich bei den sechs getesteten Muskeln ebenfalls.

Lungenkrebssymptome verbesserten sich

- **Diskussion**
- Drop out liegt daran, dass nicht alle Patienten alle Einheiten mitgemacht haben.
- Manche Patienten konnten nur vereinzelt Einheiten besuchen und wurden deshalb nicht in die Abschlussuntersuchung aufgenommen.

10.2.10 Coups et al. (2009)

»Correlates of physical activity among lung cancer survivors«

- **Schlüsselwörter**
- Cancer
- Oncology
- Exercise
- Physical activity
- Lung cancer
- Survivors

- **Forschungsdesign**
- Studie
- 175 Teilnehmer
- 1–6 Jahre nach der Krankheit

- **Forschungsfrage**

Wie verhalten sich Lungenkrebspatienten nach der Rehabilitation in Bezug auf körperliche Aktivität?

- **Ergebnisse**
- Ca. 78 Minuten moderate bis anstrengende Aktivität pro Woche.
- 65% gaben an, 3-mal in der Woche zu laufen.

- **Diskussion**
  - Aus der Studie geht hervor, dass alle Patienten, die den Krebs besiegt haben, prinzipiell mehr machen müssten, unabhängig davon, welches Alter sie haben oder welcher Schicht sie angehören.

10.3 Sport und Lauftherapie bei Brustkrebs – zum Stand der Forschung

Lauftherapie wirkt positiv auf Fatigue und Selbstwert

Im Kontext der Brustkrebstherapie konnten Sprod et al. (2010) den Nachweis erbringen, dass sowohl ein 3- als auch ein 6-monatiges Bewegungsprogramm die Müdigkeits- und Depressionssymptomatik der Patienten deutlich senken kann. May et al. (2008) zeigten eine Verbesserung der Lebensqualität durch ein Fitnessprogramm. Courneya et al. (2007) konnten hingegen keine Verbesserung in der Lebensqualität feststellen. Allerdings konnte die Autorengruppe Verbesserungen auf dem Parameter Selbstwert analysieren. Pinto et al. (2005) weisen auf eine Verbesserung des psychischen Wohlbefindens bei Brustkrebspatientinnen hin, die an einem Heimfitnessprogramm für Brustkrebserkrankte im Frühstadium teilgenommen haben. Weiterhin konnten positive Veränderungen auf den Parametern Müdigkeit, Stimmung und Körpergefühl festgestellt werden. Zusammenfassend scheint sportliche Aktivität im Allgemeinen und Lauftherapie im Besonderen positiv auf Fatigue und Müdigkeit sowie auf den Selbstwert zu wirken. Die Ergebnisse bezogen auf eine mögliche Verbesserung der Lebensqualität bei an Brustkrebs erkrankten Patientinnen durch Sport sind als positiv optimistisch einzuschätzen.

10.4 Übersicht vorliegender Studien zum Thema Lauftherapie bei Brustkrebs

10.4.1 Segal et al. (2001)

Structured exercise improves physical functioning in women with stages I and II breast cancer: results of a randomized controlled trial«

- **Schlüsselwörter**
  - Keine Angaben

- **Forschungsdesign**
  - RCT
  - 123 Teilnehmer, drop out: 4
  - 3 Gruppen: Kontrollgruppe (41), selbstgesteuerte Gruppe (40), überwachte Gruppe (42)
  - 26 Wochen

- **Forschungsfrage**
  - Unterschied in der SF-36 Kategorie »körperliche Funktion« nach 26 Wochen im Vergleich zum Anfang
  - Wie wirkt sich körperliche Aktivität auf Lebensqualität, Trainingshäufigkeit und Körpergewicht aus?

Auswirkungen auf Lebensqualität, Trainingshäufigkeit und Körpergewicht?

- **Ergebnisse**
  - »Körperliche Funktion«: Kontrollgruppe 4,1 Punkte nach unten, selbstgesteuerte Gruppe 5,7 Punkte nach oben, überwachte Gruppe 2,1 Punkte nach oben
  - Allgemeiner Unterschied von selbstgesteuerter Gruppe zur Kontrollgruppe groß (9,8), von überwachter zur Kontrollgruppe eher mäßig (6,3)
  - Keine signifikanten Unterschiede in der Lebensqualität

- **Diskussion**

Körperliche Aktivität kann einige negative Nebeneffekte von Brustkrebs reduzieren.

10.4.2 Sprod et al. (2010)

»Three versus six months of exercise training in breast cancer survivors«

- **Schlüsselwörter**
  - Breast cancer survivors
  - Cancer-related fatigue
  - Depression
  - Exercise
  - Muscular endurance
  - Pulmonary function

- **Forschungsdesign**
  - CT
  - 114 Teilnehmer

- 3 Gruppen: Kontrollgruppe (17), 3 Monate Aktivität (29), 6 Monate Aktivität (68)
- 3–6 Monate

Forschungsfrage

- Unterschiede in der kardiovaskulären Ausdauer, Lungenfunktion, muskulären Ausdauer, Müdigkeit und bei Depressionssymptomen in den 3 Gruppen

Ergebnisse

- Kardiovaskuläre Ausdauer wurde sowohl in der 3- als auch in der 6-Monats-Gruppe verbessert, ebenso Müdigkeit und Depressionssymptome.
- Die 6-Monats-Gruppe zeigte auch noch Verbesserungen in der Lungenfunktion und in der muskulären Ausdauer.
- In der Kontrollgruppe gab es keinerlei Verbesserungen.

Diskussion

Keine Aktivität führt zu keinen Verbesserungen

- 3-monatiges Training bringt etwas, jedoch ist ein 6-monatiges Training etwas besser und wirkt auf mehrere Faktoren ein.
- Keine Aktivität führt zu keinen Verbesserungen.

10.4.3 May et al. (2008)

»Long-term effects on cancer survivors' quality of life of physical training versus physical training combined with cognitive-behavioral therapy: results from a randomized trial«

Schlüsselwörter

- Cancer
- Survivors
- Quality of life
- Exercise
- Cognitive-behavioral therapy

Forschungsdesign

- RT
- 147 Teilnehmer
- 2 Gruppen: körperliche Aktivität (71), körperliche Aktivität und kognitive Verhaltenstherapie (76)
- 12 Wochen

- Untersuchungen im Anschluss an die Intervention und 3 und 9 Monate danach

- **Forschungsfrage**
- Gibt es Unterschiede zwischen einem Programm bestehend nur aus körperlicher Aktivität und einem Programm bestehend aus körperlicher Aktivität und kognitiver Verhaltenstherapie?

- **Ergebnisse**
- Es gibt keine Unterschiede zu keinem der Kontrollpunkte zwischen den beiden Gruppen.
- Lebensqualität und körperliche Aktivität verbesserten sich in beiden Gruppen während und im Anschluss an die Intervention.

- **Diskussion**
- Körperliche Aktivität hat positiven Einfluss auf die Lebensqualität.
- Das Interventionsprogramm sollte so gestaltet werden, wie es die Brustkrebsrichtlinien vorgeben.

Interventionsprogramm nach Brustkrebsrichtlinien gestalten

10.4.4 Matthews et al. (2006)

»Evaluation of a 12-week home-based walking intervention for breast cancer survivors«

- **Schlüsselwörter**
- Exercise
- Physical activity
- Behavior change
- Accelerometer

- **Forschungsdesign**
- RCT
- 36 Teilnehmer, drop out: 2
- 2 Gruppen: Kontrollgruppe (13), Versuchsgruppe (23)

- **Forschungsfrage**
- Evaluation eines 12-wöchigen Heimtrainings
- Messung der Veränderungen von körperlicher Aktivität, Körpergewicht und Körperstruktur

Evaluation eines 12-wöchigen Heimtrainings bei Brustkrebs

- **Ergebnisse**
  - Die Versuchsgruppe hatte einen deutlichen Anstieg in MET/h in der Woche als die Kontrollgruppe.
  - Die Patienten der Versuchsgruppe erhöhten ihre körperliche Aktivität im Laufe der Zeit.
  - Keine Unterschiede gab es beim Gewicht und der Struktur.

- **Diskussion**
  - Ein 12-wöchiges Heimtraining ist sinnvoll, um die kurzfristige körperliche Aktivität zu fördern.
  - Für die Zukunft müssen jedoch noch weitere Untersuchungen durchgeführt werden.

10.4.5 Courneya et al. (2007)

»Effects of aerobic and resistance exercise in breast cancer patients receiving adjuvant chemotherapy: A multicenter randomized controlled trial«

- **Schlüsselwörter**
  - Keine Angaben

- **Forschungsdesign**
  - RCT
  - 242 Teilnehmer, drop out: 48
  - 3 Gruppen: Kontrollgruppe (82), Krafttrainingsgruppe (82), Aerobic-Gruppe (78)
  - Im Durchschnitt 17 Wochen

- **Forschungsfrage**
  - Verändert sich die krebsspezifische Lebensqualität?
  - Verändern sich Müdigkeit, psychosoziales Verhalten, körperliche Fitness, Körperstruktur, Beendigungsrate der Chemotherapie und Lymphödeme?

- **Ergebnisse**
  - Die Aerobic-Gruppe verbesserte ihr Selbstwertgefühl, ihre aerobe Fitness und ihren prozentualen Körperfettanteil.
  - Die Krafttrainingsgruppe verbesserte ihr Selbstwertgefühl, ihre Muskelkraft, ihre Körpermaße und die Beendigungsrate der Chemotherapie.

- Veränderungen in der krebsbezogenen Lebensqualität, der Müdigkeit, Depressionen und Angst erreichten keine statistische Signifikanz.
- Die Übungen verursachten keine neuen Lymphödeme oder andere negativen Vorkommnisse.

- **Diskussion**
- Weder Aerobic noch Krafttraining verbessern die krebsbezogene Lebensqualität bei Brustkrebspatienten, die eine Chemotherapie bekommen.
- Es wurden jedoch Verbesserungen im Selbstwertgefühl, in der körperlichen Fitness, in der Körperstruktur und in der Beendigungsrate der Chemotherapie festgestellt, ohne dass neue Lymphödeme oder andere negativen Vorkommnisse aufgetreten wären.

Beendigungsrate der Chemotherapie steigt

10.4.6 Pinto et al. (2005)

»Home-based physical activity intervention for breast cancer patients«

- **Schlüsselwörter**
- Keine Angaben

- **Forschungsdesign**
- RCT
- 86 Teilnehmer, drop out: 4
- 2 Gruppen: Kontrollgruppe (43), Versuchsgruppe (43)
- 12 Wochen Heimprogramm

- **Forschungsfrage**
- Wirksamkeit eines 12-wöchigen Heimprogramms bei Frauen mit Brustkrebs im Frühstadium

12-wöchiges Heimprogramm bei Brustkrebs im Frühstadium

- **Ergebnisse**
- Kurz nach der Intervention berichtet die Versuchsgruppe von mehr körperlicher Aktivität im Allgemeinen (zeitlich), von intensiverer Aktivität und von höherem Energieaufwand in der Woche.
- Die Versuchsgruppe war der Kontrollgruppe auch in einem Fitnesstest überlegen.

- Die Versuchsgruppe war ebenso ansprechbarer für körperliche Aktivität und Aktivitätsleitlinien.
- Keine signifikanten Unterschiede gab es beim BMI und beim prozentualen Körperfettanteil.
- In der Befragung nach 6 und 9 Monaten zeigten sich zudem Verbesserungen in der Lebenskraft und eine Verminderung der Müdigkeit bei der Versuchsgruppe.
- Außerdem zeigte sich ein positiver Trend nach der Intervention in der Stimmung und im Körpergefühl.

Diskussion

- Die Intervention verbesserte die körperliche Aktivität und Aspekte des psychologischen Wohlbefindens.

10.5 Praktische Hinweise zum Einsatz von Lauftherapie bei Krebserkrankungen

Reduziertes physisches Leistungsvermögen beachten

Eine vorliegende Meta-Analyse aus dem Jahr 2005 belegte den Nutzen sportlicher Betätigung auf die kardiorespiratorische Fitness während und nach einer Chemotherapie. Weiterhin konnte gezeigt werden, dass eine Linderung von Symptomen und Nebenwirkungen unter der Therapie und eine Verbesserung der Vitalität der Patienten durch eine begleitende Bewegungstherapie erzielt werden konnte (Braumann & Stiller, 2010). Daraus ableitend kann man feststellen, dass ein moderates Lauftraining im aeroben Bereich nach der Dauermethode auch während einer Chemotherapie absolviert werden kann. Wenngleich es natürlich auf die Art der Krebserkrankung und der damit verbundenen Beeinträchtigungen ankommt, inwieweit der Patient seine Bewegungen schmerzfrei ausführen kann. Ebenfalls muss höchstwahrscheinlich von einem reduzierten physischen Leistungsvermögen bei vielen Tumorpatienten ausgegangen werden, das sich möglicherweise im Verlauf der Chemotherapie noch verschlechtern kann. Daher sollte die Lauftherapie in jedem Falle immer durch eine qualifizierte Person begleitet werden.

Wir wissen darüber hinaus, dass viele Tumorpatienten ihre Lebensgewohnheiten nach Bekanntwerden der Erkrankung umstellen und z. B. mehr Obst und Gemüse zu sich nehmen oder aufhören zu rauchen. Aber insgesamt treiben 30% der befragten Patienten einer Studie sogar weniger Sport als vor der Diagnosestellung (Blanchard, Courneya & Stein, 2008). Obwohl aus medizinischer Sicht nichts gegen ein moderates Bewegungspensum während und nach einer Chemotherapie spricht, neigen Tumorpatienten eher dazu, sich weniger während und nach der Tumorbehandlung zu bewegen (Irwin, Crumley & McTiernan, 2003). Dieses Untersuchungsergebnis spricht eindeutig für die positiven Effekte eines moderat intensiven Ausdauertrainings, das zugleich therapeutisch abgesichert ist. Im Speziellen sollte der Einsatz der Lauftherapie entsprechend der klinischen Praxis angeleitet und der Form der Krebserkrankung angepasst sein.

Im Zentrum der praktischen Anwendung von Lauftherapie bei der Behandlung von Krebspatienten stehen zum einen schmerzmodulierende Aspekte, zum anderen sollte die Lauftherapie so gestaltet sein, dass Selbstwertverbesserungen erzielt werden können. Schließlich lassen sich durch therapeutisches Laufen auch funktionale Effekte erreichen, insbesondere bei der Therapie von Lungenkrebspatienten. Im Wesentlichen sollte bei der Therapie dieser Indikation eher die Dauermethode, bei einer Intensität um die 60% der maximalen Herzfrequenz zum Einsatz kommen. Dies ermöglicht eine relativ schnelle funktionale Anpassung, die – wenn sie gut geplant und dokumentiert ist – in der Regel Selbstwertverbesserungen nach sich zieht.

> **Die Laufstrecken sollten möglichst flach sein, d. h. ohne große Anstiege, da speziell Lungenkrebspatienten relativ schnell den anaeroben Belastungsbereich erreichen und übersäuern können.**

Brustkrebspatientinnen sollten untereinander laufen

Fahrtspiele und kleine Tempowechsel in der Gruppe verhindern Monotonie. Eine moderate Laufintensität ermöglicht es außerdem, dass die Patienten während des Laufens mit dem Lauftherapeuten über ihre Erkrankung und evtl. damit zusammenhängende Ängste und Sorgen kommunizieren können. Brustkrebspatientinnen sollten nicht mit anderen Krebspatienten zusammen laufen, da ihre Erkrankung in der Regel geschlechtsspezifisch ist und eher sekundäre Geschlechtsmerkmale betrifft. Ein kommunikativer Austausch der betroffenen Patientinnen untereinander wird sicherlich nur im Kreise der jeweils betroffenen Frauen stattfinden. Nach einer ersten funktionalen Anpassungsphase (etwas nach 3–4 Wochen) kann die Laufintensität erhöht werden. Dann können die betroffenen Patientinnen und Patienten von dem dann einsetzenden körpereigenen Opiatsystem profitieren, das schmerzmodulierende Wirkung hat.

Vor dem Hintergrund der aktuellen Befundlage und dem Sachverhalt, dass Laufen niemals isoliert als Interventionsmaßnahme auf seine Wirksamkeit hin untersucht wurde, können nur sehr allgemeine Empfehlungen für die Durchführung von Sport und Bewegung bei Brust- und Lungenkrebs gegeben werden.

Allgemeine Empfehlungen für Sport und Bewegung bei Brust- und Lungenkrebs

- Häufigkeit: bis zu 5-mal/Woche
- Dauer: 45–60 Minuten
- Intensität: moderat, zwischen 60 und 70% der $HF_{max.}$ (vorzugsweise Dauermethode)
- Zeitraum: mindestens 4 Wochen, bis zu 12 Wochen
- Organisationsform: beliebig (Einzel- und Gruppentraining), besonderer Fokus auf Ablenkungsmechanismen, Selbstwerterhöhung sowie Schmerzmodulation

Literatur

Barinow-Wojewódzki A et al. (2008) Effects of rehabilitation on physical efficiency in patients with lung cancer evaluated by means of the 6-minute walking test. Physiotherapy, Vol. 16, No 3: 36–47

Blanchard CM, Courneya KS, Stein K (2008) Cancer survivors' adherence to lifestyle behavior recommendations and associations with health related quality of life: results from the American Cancer Society's SCS-II. J. Clin. Oncol. 26, 2198–2204

Braumann KM, Stiller N (2010) Bewegungstherapie bei internistischen Erkrankungen. Springer, Berlin Heidelberg

Cesario A et al. (2007) Post-operative respiratory rehabilitation after lung resection for non-small cell lung cancer. Lung Cancer, Vol. 57: 175–180

Coups EJ et al. (2009) Correlates of physical activity among lung cancer survivors. Psycho-Oncology, Vol. 18: 395–404

Courneya KS, Segal RJ, Mackey JR et al. (2007) Effects of aerobic and resistance exercise in breast cancer patients receiving adjuvant chemotherapy: a multicenter randomized controlled trial. J. Clin. Oncol. 25, 4396–4404

Dalal HM et al. (2010) Home based versus centre based cardiac rehabilitation: Cochrane systematic review and meta-analysis. BMJ 2010: 340

Eshah NF, Bond AE (2009) Cardiac rehabilitation programme for coronary heart disease patients: An integrative literature review. International Journal of Nursing Practice 15: 131–139

Irwin ML, Crumley D, McTiernan A et al. (2003) Physical activity levels before and after a diagnosis of breast carcinoma: the health, eating, activity, and lifestyle (HEAL) study. Cancer 97, 1746–1757

Jones LW et al. (2010) The lung cancer exercise training study: a randomized trial of aerobic training, resistance training, or both in postsurgical lung cancer patients: rationale and design. BioMedCentral Cancer, Vol. 10, No 155, 2010

Jones LW et al. (2008) Safety and feasibility of aerobic training on cardiopulmonary function and quality of life in postsurgical nonsmall cell lung cancer patients: A pilot study. Cancer, Vol. 113, No 12 (December 15): 3430–3439

Lee IM et al. (1999) Physical activity and risk of lung cancer. International Journal of Epidemiology, Vol. 28: 620–625

Matthews CE et al. (2006) Evaluation of a 12-week home-based walking intervention for breast cancer survivors. Supportive Care in Cancer, Vol. 15, 2007: 203–211

May AM et al. (2008) Long-term effects on cancer survivors' quality of life of physical training versus physical training combined with cognitive-behavioral

10

therapy: results from a randomized trial. Supportive Care in Cancer, Vol. 17, No 6, 2009: 653–663

Pinto BM et al. (2005) Home-based physical activity intervention for breast cancer patients. Journal of Clinical Oncology, Vol. 23, No 15 (May 20), 2005: 3577–3587

Riesenberg H, Lübbe AS (2009) In-patient rehabilitation of lung cancer patients – a prospective study. Supportive Care in Cancer, Vol. 18, No 7, 2010: 877–882

Robert-Koch-Institut (RKI) (2010) Lungenkrebs. Robert-Koch-Institut, Berlin

Robert-Koch-Institut (RKI) (2005) Brustkrebs. Robert-Koch-Institut, Berlin

Segal R et al. (2001) Structured exercise improves physical functioning in women with stages I and II breast cancer: Results of a randomized controlled trial. Journal of Clinical Oncology, Vol. 19, No 3 (February 1): 657–665

Sprod LK et al. (2010) Three versus six months of exercise training in breast cancer survivors. Breast Cancer Research and Treatment, Vol. 121, No 2, 413–419

Spruit MA et al. (2006) Exercise capacity before and after an 8-week multidisciplinary inpatient rehabilitation program in lung cancer patients: A pilot study. Lung Cancer, Vol. 52: 257–260

Temel JS et al. (2009) A structured exercise program for patients with advanced non-small cell lung cancer. Journal of Thoracic Oncology, Vol. 4, No 5 (May), 595–601

Wall LM (2000) Changes in hope and power in lung cancer patients who exercise. Nursing Science Quarterly, Vol. 13, No 3 (July), 2000: 234–242

Lauftherapie in der praktischen Behandlung von koronarer Herzerkrankung (KHK) und chronischem Bluthochdruck

Unser Herz ist ein kräftiger Hohlmuskel, dessen Funktion darin besteht, Blut zur Versorgung aller Organe durch den Körper zu pumpen. Um diese lebenswichtige Aufgabe erfüllen zu können, benötigt der Herzmuskel selbst eine gute Durchblutung. Ist diese nicht mehr gewährleistet – etwa durch Ablagerungen und Engstellen in den Herzkranzgefäßen –, kann es zu bedrohlichen Situationen kommen. Der Herzmuskel wird über die beiden Herzkranzgefäße (Koronargefäße, Koronararterien) mit sauerstoff- und nährstoffreichem Blut versorgt. Die Koronararterien zweigen sich in viele kleine Seitenäste auf, die den Herzmuskel überziehen und durchdringen. Wenn wir ruhig am Schreibtisch sitzen, pumpt unser Herz etwa 5–7 Liter Blut pro Minute durch den Körper. Bei körperlicher Belastung oder Stress muss das Herz seine Pumpleistung deutlich erhöhen – was gut funktioniert, solange die Herzkranzgefäße weit, glatt und elastisch sind.

Die koronare Herzerkrankung (KHK) beschreibt eine Arteriosklerose der arteriellen Gefäße. Diese Arteriosklerose ist das Ergebnis von chronischem Bluthochdruck. Die Gefäßwände der Herzkranzarterien werden durch den Bluthochdruck verletzt und der Körper versucht diese Mikrotraumen durch die Einlagerung von Lipiden in die Gefäßwände zu reparieren. Die Folge daraus ist, dass diese Einlagerungen bei ständig weiteren Mikrotraumen immer größer werden, bis sich die Herzkranzarterie verschließt. Eine typische Folge ist eine Angina pectoris. Sie wird mit einem Enge- und/oder Druckgefühl in der Brust umschrieben.

Wie bereits erwähnt, sind vermehrte kardiale Belastungen durch einen Blutdruckanstieg oder einer Tachykardie (Herzrasen) der Auslöser für diese Beschwerden. Außerdem können körperliche und emotionale Belastungen sowie Kälte oder opulentes Essen ebenfalls ursächlich für die Beschwerden sein. Wenn diese jedoch mehr als 20 Minuten andauern, ist von einem Herzinfarkt auszugehen (Braumann & Stiller, 2010). Zunächst treten die Symptome einer KHK ausschließlich bei körperlicher Beanspruchung auf. Wenn Beschwerden aber auch in Ruhe auftreten, spricht man von einem akuten Koronarsyndrom, dessen Folge ein Thrombus sein kann, der dann zu einer deutlichen Reduktion des Blutflusses führt. Kommt es zu einem kompletten Gefäßverschluss, entsteht ein klassischer ST-Streckhebungsinfarkt (STEMI).

Bewegungsmangel begünstigt KHK-Risiko

Weltweit verursacht die KHK die häufigsten Todesfälle und Folgeerkrankungen im Vergleich mit anderen Erkrankungen. Damit verbunden sind auch enorme wirtschaftliche Kosten, um den Folgen dieser Krankheit begegnen zu können. Die Faktoren, die die Entstehung einer KHK begünstigen, sind uns längst bekannt: fett- und energiereiche Ernährung, Bewegungsmangel und Rauchen. Dietel & Harrison (2009) gehen davon aus, dass die KHK bis zum Jahre 2020 die häufigste Todesursache weltweit sein wird.

11.1 Bewegung und Sport bei koronarer Herzerkrankung (KHK) – zum Stand der Forschung

Sporttherapie in der Rehabilitation zentral

Wie kaum zu einer anderen Indikation liegen zur Frage Sport und KHK sehr fundierte und vor allen Dingen konsistente Ergebnisse vor. Es kann davon ausgegangen werden, dass Sport und Bewegung sowohl in der Rehabilitation als auch in der Prävention eine sehr positive Wirkung auf Menschen mit KHK hat (Eshah, 2009; Cassar et al., 2009). Im Gesundheitsbericht des Robert-Koch-Instituts zum Thema KHK (2006) wird als wichtiger Bestandteil in der Rehabilitation (Phase 3) die Herz(sport)gruppe genannt. Ein zentraler Inhalt ist die Bewegungs- und Sporttherapie. In einem Cochrane Review von Dalal et al. (2010) wird diesbezüglich ergänzt, dass die kardiologische Rehabilitation neben der Bewegungsleistung eine Fülle von Parametern beeinflusst, so u. a. das Lipidprofil, den Bluthochdruck und das Köpergewicht. Weiterhin ist bei den diesem Review zugrunde liegenden Studien eine deutlich höhere Überlebensrate nach einem kardialen Ereignis und eine generell niedrigere Mortalitätsrate durch eine entsprechende Rehabilitation beschrieben. Hollmann und Hettinger (2000) berichten sogar von einer Rückbildung arteriosklerotisch veränderter Koronarien nach einer mindestens einjährigen Trainingsdauer!

Die grundsätzlich positive Wirkung bei unterschiedlichen Arten von Bewegung und Sport scheint eindeutig nachgewiesen. Wesentlich für die Auswahl der Aktivität scheinen Belastbarkeit und körperliche Beschwerden zu sein. Von daher können in diesem Zusammenhang nur sehr allgemeine Empfehlungen gegeben werden. Die Wirkungen von Bewegung bzw. Laufen auf psychische Variablen bei KHK scheinen ebenfalls gut belegt. So wird im Review von Dalal et al. (2010) von einer positiven Wirkung auf die Lebensqualität berichtet. Nidal (2009) weist in seinem Review auf verminderte Depressions- und der Angstwerte durch eine entsprechende kardiale Rehabilitation hin. Weiterhin erscheint es hinsichtlich der Wirkung von KHK-Programmen unerheblich zu sein, ob es sich bei in diesem Kontext verwendeten Programmen um klinische oder Heimprogramme handelt.

In den letzten Jahren gilt Bewegungsmangel als anerkannter Risikofaktor, um an einer KHK zu erkranken. Körperliche Aktivität erhöht bewiesenermaßen das HDL-Cholesterin (positive

Wirkung auf den Fettstoffwechsel), vermindert Übergewicht und auch den systolischen und diastolischen Blutdruck. Damit ist festzuhalten, dass die KHK als Wohlstandskrankheit zu bezeichnen ist und durch körperliche Inaktivität begünstigt wird.

Gewichtsreduktion steigert positive Wirkung

In den vergangenen drei Jahrzehnten haben sich eine Fülle von Studien mit den Wirkungen von Bewegung und/oder Sport auf Bluthochdruck auseinandergesetzt. In diesem Zusammenhang wird insbesondere auf die positive Wirkung von Sportarten mit einem hohen Trainingseffekt auf das Herz-Kreislauf-System verwiesen. Dazu gehören Radfahren, Skilanglauf, Schwimmen, Walken und Laufen (vgl. Robert-Koch-Institut 2008). In einer breit angelegten Studie mit über 30.000 Läufern von Williams (2008) wird deutlich, dass insbesondere moderates Laufen die Wahrscheinlichkeit, Bluthochdruck zu bekommen, deutlich senkt. Weiterhin konnte in dieser Studie gezeigt werden, dass neben der Wahrscheinlichkeit auch die Risikofaktoren positiv beeinflusst werden. Gleiches gilt für körperliche Aktivität generell. In einem Review von Kokkinos et al. (2009) konnte dieser Sachverhalt ebenfalls entsprechend nachgewiesen werden, vor allem bei einer mindestens 30-minütigen moderaten täglichen körperlichen Aktivität. Neben der Bewegung weisen Bhatt & Luqman (2007) daraufhin, dass die Wirkung durch eine gleichzeitige Lebensstilumstellung, die u. a. zu einer gleichzeitigen Gewichtsreduktion führt, noch gesteigert werden kann. Im Canadian Hypertension Education Programm werden auf Grundlage von Reviewdaten evidenzbasierte Empfehlungen für die Prävention und den Umgang mit Bluthochdruck gegeben. Neben Bewegungsempfehlungen beinhaltet dieses Programm Empfehlung für eine entsprechende Lebensstilumstellung.

Khan et al. (2009) postulieren, dass weniger als 2300 mg Natrium pro Tag konsumiert werden sollten. Weiterhin sollte bei Übergewichtigen darauf geachtet werden, dass das Körpergewicht entsprechend reduziert wird (vgl. auch Bhat & Luqman 2007), der Hüftumfang bei Männer <102 cm und bei Frauen <88 cm liegt, sowie eine cholesterinarme und gesättigte Fettsäuren reduzierte Diät eingehalten wird. Eine Reduktion des Alkoholkonsums ist ebenfalls empfehlenswert (vgl. Khan et al. 2009; Bhat & Luqman 2007).

In der folgenden ► Studienübersicht sind Studien zur Wirksamkeit von Laufen und sportlicher Aktivität im Zusammenhang mit KHK dargestellt.

> **Lauftherapie verbessert die gesundheitsbezogene Lebensqualität und mindert das Risiko eines weiteren kardiologischen Ereignisses. Sportprogramme verbessern**

die Bewegungsleistungen, das Lipidprofil, den Blutdruck, die Ruheherzfrequenz sowie die Überlebensrate eines Herzinfarktes.

11.2 Übersicht zu Wirkungsstudien zum Thema Lauftherapie bei koronarer Herzerkrankung (KHK)

11.2.1 Hasnain et al. (2010)

»Home based versus centre based cardiac rehabilitation: Cochrane systematic review and meta-analysis«

- **Schlüsselwörter**
- Keine Angaben

- **Forschungsdesign**
- Review und
- Meta-Analyse

- **Forschungsfrage**
- Vergleich des Effekts von Heimprogrammen und überwachten klinischen Programmen in der kardiologischen Reha bei KHK-Patienten in Bezug auf:
  - Sterblichkeit
  - Krankheitshäufigkeit
  - Gesundheitsbezogener Lebensqualität und
  - Beeinflussbaren kardiologischen Risikofaktoren

Klinische und Heimprogramme für kardiologische Rehabilitation

- **Ergebnisse**
- Es gab keine Unterschiede im Vergleich beider Programme bei den zu prüfenden Faktoren.

- **Diskussion**
- Beide Programme verbessern die gesundheitsbezogene Lebensqualität.
- Beide Programme mindern das Risiko eines weiteren kardiologischen Ereignisses.

11.2.2 Eshah (2009)

»Cardiac rehabilitation programme for coronary heart disease patients: An integrative literature review«

Schlüsselwörter
- Cardiac rehabilitation
- Effects of rehabilitation
- Lifestyle modification
- Quality of life
- Secondary prevention

Forschungsdesign
- Literaturreview

Forschungsfrage
- Welche Effekte haben kardiologische Rehabilitationsprogramme?

Ergebnisse
- Verbesserung von Lebensqualität, Bewegungsleistung, Lipidprofil, BMI, Körpergewicht, Blutdruck, Ruheherzfrequenz, Überlebensrate, Sterbensrate
- Senkung der Risikofaktoren für einen Myokardinfarkt
- Zudem wurde eine Linderung von Depressionen und Angst festgestellt.

Senkung des Myokardinfarktrisikos

Diskussion
- Patienten mit kardiologischen Krankheiten profitieren von der kardiologischen Rehabilitation.

11.2.3 Cassar et al. (2009)

»Chronic coronary artery disease: diagnosis and management«

Schlüsselwörter
- Keine Angaben

Forschungsdesign
- Artikel für ein Symposium
- State-of-the-art-review
- Leitlinie

- **Forschungsfrage**

- Umgang mit koronarer Herzerkrankung und
- Richtlinien für koronare Herzerkrankung

- **Ergebnisse**

Empfehlungen:

- Körperliche Aktivität an mindestens 5 Tagen in der Woche à 30–45 Minuten
- BMI von 18,5–24,9. Bauchumfang von <89 cm bei Frauen und <102 cm bei Männern
- Des Weiteren sollen die Risikofaktoren für die koronare Herzerkrankung niedrig gehalten werden (Lipoproteinprofil, Blutdruck)

Bauchumfang: Frauen: <89 cm, Männer: <102 cm

- **Diskussion**

- Die Empfehlungen gelten sowohl für Patienten als auch für präventive Maßnahmen.

11.3 Bewegung und Sport bei Bluthochdruck – zum Stand der Forschung

Da eine koronare Herzerkrankung (KHK) ursächlich mit chronischem Bluthochdruck zusammenhängt, existieren auch Wirksamkeitsstudien, die den Zusammenhang von Sport und Bluthochdruck untersucht haben. Die Befundlage hinsichtlich der Wirkung des Laufens auf Bluthochdruck ist durch die bereits erwähnte Studie von Williams (2008) eindrucksvoll belegt. Die von ihm untersuchten 24.550 Läufer und 10.113 Läuferinnen zeigten eine deutlich geringere Erkrankungsrate bzw. der Autor kann eine positive Wirkung auf Bluthochdruck nachweisen. Vor allem ein Umfang von ca. 5 km scheint einen positiveren Effekt auf die Risikominderung einer Erkrankung zu haben als längere Distanzen. Dieser Effekt wird allerdings stark durch übergewichtsbedingte metabolische Prozesse moderiert.

Nebeneffekt: gesünderer Lebensstil

Die folgende Auflistung von ► Wirkungsstudien gibt diesbezüglich einen schönen Überblick. Neben den durchweg konsistenten Effekten von Laufen und Sport auf eine nachhaltige Senkung des Bluthochdrucks wird eben auch deutlich, dass weitere »Nebeneffekte« zu verzeichnen sind. Hierzu gehören die gesamte Verbesserung des metabolen Zustandes der Betroffenen sowie eine signifikante Gewichtsabnahme und oftmals eine komplette Änderung hin zu einem gesünderen Lebensstil der Patienten (Alkohol-, Nikotin- und Fettkonsum).

11.4 Übersicht zu Wirkungsstudien zum Thema Lauftherapie bei Bluthochdruck

11.4.1 Williams (2008)

»A cohort study of incident hypertension in relation to changes in vigorous physical activity in men and women«

- **Schlüsselwörter**
  - Body weight
  - Hypertension
  - Physical activity
  - Prevention

- **Forschungsdesign**
  - National Runners' Health Study
  - 24.550 männliche und 10.113 weibliche Teilnehmer

Bewertung der Dosis-Wirkungs-Beziehung

- **Forschungsfrage**
  - Bewertung der Dosis-Wirkungs-Beziehung zwischen den Veränderungen in der starken Aktivität (Laufdistanz und Laufdurchschnitt pro Woche) und dem ärztlich diagnostizierten Bluthochdruck

- **Ergebnisse**
  - Läuft man um die 5 km pro Woche, ist das Risiko, Bluthochdruck zu bekommen, geringer als wenn man längere Distanzen läuft.
  - Die Chancen, Bluthochdruck zu bekommen, sinken, wenn man aktiv ist, und steigen, wenn man inaktiv ist.
  - Diese Effekte sind abhängig von der Dosierung der Aktivität und zum Teil von metabolischen Prozessen, die durch das Körpergewicht hervorgerufen werden.

- **Diskussion**
  - Laufen senkt das Risiko, Bluthochdruck zu bekommen.
  - Laufen wirkt nicht nur auf die Krankheit, sondern auch auf deren Risikofaktoren.

11.4.2 Kokkinos et al. (2009)

»Physical activity in the prevention and management of high blood pressure«

- **Schlüsselwörter**
  - Hypertension
  - Physical activity

- **Forschungsdesign**
  - Review

- **Forschungsfrage**
  - Bewertung der Wirksamkeit und Sicherheit von körperlicher Aktivität im Umgang mit Bluthochdruck und seinen Konsequenzen

- **Ergebnisse**
  - Körperliche Aktivität führt zu einem geringeren Risiko, an Bluthochdruck zu erkranken.
  - Körperliche Aktivität sollte täglich angewandt werden, eine moderate Intensität haben und länger als 30 Minuten dauern.
  - Körperliche Aktivität ist auch in der Prävention sinnvoll.

Körperliche Aktivität täglich

- **Diskussion**
  - Bei Patienten mit Begleiterkrankungen sollte das Trainingsprogramm an die Begleiterkrankung angepasst werden.

11.4.3 Bhatt et al. (2007)

»Non-pharmacological management of hypertension«

- **Schlüsselwörter**
  - Hypertension
  - Lifestyle modifications
  - Non-pharmacological

- **Forschungsdesign**
  - Review

- **Forschungsfrage**
- Lebensstilumstellungen für die Prävention und den allgemeinen Umgang mit Bluthochdruck sowie deren relative Wirksamkeit

- **Ergebnisse**
- Gewichtsreduktion
- Erhöhung der körperlichen Aktivität
- Senkung des Alkoholkonsums
- Reduzierte Natriumaufnahme
- Umgang mit Diäten
- Reduzierte Kaliumaufnahme
- Erhöhung der Omega-3-Fettsäuren
- Reduktion von Ballaststoffen

Erhöhung der Aufnahme von Omega-3-Fettsäuren

- **Diskussion**
- Die Wandlung des Lebensstils sollte sowohl von Patienten als auch von Nicht-Betroffenen vollzogen werden.

11.4.4 Khan et al. (2009)

- *For the Canadian hypertension education program«*
- *The 2009 Canadian »hypertension education program*
- *Recommendations for the management of hypertension: Part 2 – therapy*

- **Schlüsselwörter**
- Antihypertensive drugs
- Blood pressure
- Guidelines
- High blood pressure
- Hypertension
- Lifestyle interventions

- **Forschungsdesign**
- Review für das kanadische Bluthochdruckprogramm

- **Forschungsfrage**
- Erneuerung der vorhandenen evidenzbasierten Empfehlungen für die Prävention und den Umgang mit Bluthochdruck

- **Ergebnisse**
  - 30–60 Minuten körperliche Aktivität an 4–7 Tagen in der Woche
  - Weniger als 2300 mg Natrium pro Tag
  - Gesundes Körpergewicht, BMI von 18,5–24,9; Hüftumfang <102 cm bei Männern und <88 cm bei Frauen
  - Wenig Alkohol
  - Diät mit wenig gesättigten Fettsäuren und wenig Cholesterin, viel Obst und Gemüse

Natrium: weniger als 2300 mg/Tag

- **Diskussion**
  - Dieser Review wird als Leitlinie für Kanada verwendet.

11.5 Hinweise zur praktischen Umsetzung von Lauftherapie bei koronarer Herzerkrankung (KHK) und Bluthochdruck

In der Primär- und Sekundärprävention bewährt

Aus den o. g. Ausführungen lässt sich ableiten, dass im Sinne einer Bewegungstherapie auch ein gezieltes Lauftraining im aeroben Bereich, mit einer Belastung von maximal 60–70% der maximalen Herzfrequenz zur begleitenden Therapie einer KHK eingesetzt werden kann. Dabei soll die Lauftherapie sowohl einen präventiven Charakter haben als auch zur Verbesserung der kardiovaskulären Mortalität beitragen. In einer Studie von 2001 wurde bestätigt, dass die kardiale Mortalität als Folge der Trainingsinterventionen um 31% abnahm (Jolliffe, Rees &Taylor, 2001). Um einer KHK therapeutisch begegnen zu können, sollten daher multifaktorielle Verfahren zur Behandlung gewählt und konstant eingesetzt werden. Dabei spielt körperliches Training in der Behandlung von KHK eine entscheidende Rolle, da es sich bereits in der Primär- und Sekundärprävention dieser Erkrankung bewährt hat. Braumann und Stiller (2010) beschreiben das körperliche Training als ein effektives und kostengünstiges Therapeutikum und empfehlen bei KHK folgende Bewegungselemente, die alltäglich integriert werden sollten:

- Lebenslange mindestens 30-minütige körperliche Aktivität an durchaus jedem Tag in der Woche.
- Bei einem mittleren Belastungsniveau von 70%, im Sinne der Dauermethode.
- Empfohlen werden eher dynamische Ausdauersportarten.
- Es sollte neben dem reinen Ausdauertraining ebenfalls Krafttraining integriert werden.

- Das Training sollte in den Alltag integrieren werden (z. B. zur Arbeit joggen oder Radfahren).
- Es sollte darüber hinaus jede Gelegenheit zur Bewegung genutzt werden (Treppe statt Aufzug).

Um diese Empfehlungen auch dauerhaft umsetzen zu können, sollten die entsprechenden Grundlagen zur Motivation innerhalb einer angeleiteten Lauftherapie gelegt werden. Durch den qualifizierten Therapieleiter werden die trainingsmethodischen bzw. medizinischen Parameter vorgegeben und überwacht, damit es zu keiner Überlastung kommt.

Die Nutzung von Herzfrequenzuhren ist ausdrücklich zu empfehlen.

Lauftherapeut soll zu langfristiger Bewegungsfreude motivieren

Andererseits sollte der Lauftherapeut aber auch motivierend agieren, um eine langfristige Bewegungsfreude der Patienten zu unterstützen und anzuregen.

Folglich sind verschiedene Organisationsformen des Lauftrainings möglich, um einen Zugang für die Patienten zu ermöglichen.

- Stationärer Aufenthalt in einer Klinik mit begleitender Lauftherapie
- Ambulante Rehabilitationsmaßnahmen mit begleitender Lauftherapie
- Integration des Laufens in den Patientenalltag

Die verschiedenen Formen sind jedoch auch abhängig von der Motivation und vor allem aber den willentlichen Fähigkeiten der Patienten. Wie wir aus zahlreichen Studien wissen, ist die Zahl von Patienten, die sich an die Vorgaben für Umfänge des körperlichen Trainings halten, sehr gering. Daher können entsprechende Trainingsvorgaben für zu Hause erst gegeben werden, wenn die Patienten den Nutzen der Lauftherapie für sich erkannt und die entsprechenden Ziele internalisiert haben. Nur dann werden sie auch die Trainingsempfehlungen für sich annehmen und das Laufen als Teil ihrer Therapie in den Alltag integrieren. Weiterhin sollten weitere Risikofaktoren minimiert bzw. möglichst gering gehalten werden. Cassar et al. (2009) weisen in diesem Zusammenhang auf eine entsprechende Senkung des Blutdrucks und eine Optimierung des Lipidprofils hin. Als Empfehlung für die Durchführung einer Lauftherapie empfehlen Cassar et al. (2009), wie bereits erwähnt, einen Hüftumfang bei Männern <102 cm und bei Frauen <88 cm. Darüber hinaus sollte der BMI im Bereich zwischen 18,5 und 24,9 liegen, um Überlastungsschäden durch das Übergewicht vorzubeugen.

Trainingsdaten und Selbstwahrnehmung gut dokumentieren

Patienten lernen also unter Anleitung eines Lauftherapeuten in einer Gruppe zunächst in 12 Wochen bis zu 30 Minuten am Stück zu laufen. Nach 3 Monaten kann die Belastungsdauer bis zu 60 Minuten angehoben werden. Dabei werden nicht die Kilometer gezählt, entscheidend ist es, eine halbe Stunde (und später dann eine Stunde) am Stück laufen zu können. Ganz zu Beginn sollten sich Geh- und Laufphasen abwechseln. Dies sollte so lange durchgeführt werden, bis sich der Patient wohl mit einer Dauerbelastung fühlt. Der Schlüssel zum Erfolg ist eben die richtige Dosierung und das zunächst eher langsame und sanfte Lauftempo. Eine abwechslungsreiche Strecke, sowohl vom Profil als auch von der Umgebung her bietet sich hier an. Zu Beginn der Lauftherapie sollten überwiegend eher flache Strecken ausgesucht werden, die ein gut kontrolliertes Laufen ermöglichen. Zentrales Ziel der Lauftherapie bei Patienten mit KHK ist die Stabilisierung des kardialen Systems und die Optimierung des gesamten Fitnesszustandes des Patienten. Wenn diese Fortschritte gut geplant und dokumentiert werden, hat dies oftmals ein Anstieg des Selbstwerts zur Folge. Eine Wiedererlangung körperlicher Belastungsfähigkeit äußert sich dann auch oftmals in einer Verbesserung der Lebensqualität. Darum ist es die Aufgabe des Lauftherapeuten, darauf zu achten, dass die Patienten ihre Trainingsdaten und ihre Selbstwahrnehmung (wie etwa das Befinden) gut dokumentieren.

Vor dem Hintergrund der aktuellen Befundlage ergeben sich folgende Empfehlungen für die Durchführung von Sport und Bewegung bei KHK und/oder Bluthochdruck:

Empfehlungen für Bewegung und Sport bei KHK und/ oder Bluthochdruck

- Häufigkeit: mindestens 5-mal/Woche bis hin zu täglichem Training
- Dauer: 30–60 Minuten
- Intensität: moderat (zwischen 60 und 70% der $HF_{max.}$)
- Zeitraum: mindestens 1 Jahr
- Organisationsform: beliebig, also individuell oder in der Gruppe, vorzugsweise in der Natur mit weichem Waldboden und abwechslungsreichem Gelände. Verbesserungen im Wohlbefinden sowie im Fitnesszustand sollten gut dokumentiert und gemeinsam mit dem Patienten reflektiert werden.

Literatur

Bhatt SP et al. (2007) Non-pharmacological management of hypertension. Indian Journal of Medical Sciences, Vol. 61, No 11, 2007: 616–624

Braumann KM, Stiller N (2010) Bewegungstherapie bei internistischen Erkrankungen. Springer, Berlin Heidelberg

Cassar A et al. (2009) Chronic coronary artery disease: diagnosis and management. Mayo Clinic Proceedings, Vol. 84, No 12 (December): 1130-1146

Dalal HM et al. (2010) Home based versus centre based cardiac rehabilitation: Cochrane systematic review and meta-analysis. BMJ 2010: 340

Dietel M, Harrison TR (2009) Harrisons Innere Medizin. ABW Wissenschaftsverlag, Berlin

Eshah NF, Bond AE (2009) Cardiac rehabilitation programme for coronary heart disease patients: An integrative literature review. International Journal of Nursing Practice 15: 131–139

Hollmann W, Hettinger T (2000) Sportmedizin. Schattauer, Stuttgart

Jolliffe JA, Rees K, Taylor RS et al. (2001) Exercise-based rehabilitation for coronary heart disease. Cochrane database of systematic reviews (Online) (1): CD001800

Kahn SR et al. (2002) Acute effects of exercise in patients with previous deep venous thrombosis – Impact of the postthrombotic syndrome. Chest, Vol. 123, No 2 (February) 2003: 399–405

Kokkinos PF et al. (2009) Physical activity in the prevention and management of high blood pressure. Hellenic Journal of Cardiology, Vol. 50: 52–59

Robert-Koch-Institut (RKI) (2008) Hypertonie. Robert-Koch-Institut, Berlin

Robert-Koch-Institut (RKI) (2006) Koronare Herzkrankheit und akuter Myokardinfarkt. Robert-Koch-Institut, Berlin

Williams PT (2008) A cohort study of incident hypertension in relation to changes in vigorous physical activity in men and women. Journal of Hypertension, Vol. 26, No 6 (June): 1085–1093

Kontraindikationen für ausdauerndes Laufen

12.1 Sportsucht und Laufsucht

Verstärkersystem kontrollieren lernen

Wenn man das Buch bis hierher gelesen hat, dann könnte man trotz einiger vorsichtiger und kritischer Hinweise zu dem Schluss kommen, dass Laufen eine wirklich gute und nebenwirkungsfreie Therapieform sein kann. An dieser Stelle wollen wir doch auf mindestens eine Kontraindikation hinweisen. Was man in der Trainingspraxis tatsächlich hin und wieder beobachten kann ist, dass ein Laufanfänger relativ schnell seine Trainingsumfänge – und dann auch Trainingsintensitäten – steigert, bis das Thema Laufen den kompletten Aufmerksamkeitsfokus ausfüllt. Dies hängt u. a. mit der Tatsache zusammen, dass ausdauerndes Laufen relativ schnell sicht- und fühlbare Verbesserungen rund um Geist und Körper nach sich zieht und somit ein positives Verstärkersystem in Gang setzt. Letzteres sollte man jedoch im Blick haben und mittelfristig kontrollieren lernen. Insbesondere Personen, die dazu neigen, ihr Leben im Wesentlichen hoch kontrollierbar zu halten, die es mögen, sich anspruchsvolle Ziele zu setzen und diese dann mit Engagement und Motivation verfolgen, sind »gefährdet«. Diese Personen werden schnell merken, dass Laufen eine optimale Betätigung ist, um sich täglich positive Verstärkungen abzuholen, da Laufen schnell zu Anpassungserfolgen führt. Problematisch wird es dann, wenn ein erstes Leistungsplateau erreicht ist, was häufig nach etwa einem Jahr systematischen Trainings der Fall ist. Dann ist eine sportliche Weiterentwicklung sehr oft nur mit deutlich höherem Trainingsaufwand erreichbar.

12

Solange wir uns im Bereich der therapeutischen Anwendung des Laufens bewegen, ist die Gefahr, eine Laufsucht zu entwickeln, relativ niedrig.

Wenn auch bislang noch in keinem der bekannten klinischen Indikationskataloge als psychische Erkrankung aufgenommen, so lohnt sich doch eine kurze Abhandlung zu dieser möglichen Nebenwirkung, nämlich der Entstehung einer »Laufsucht«. Dabei diskutieren wir hier nicht nur das Phänomen an sich, sondern begeben uns auch auf die Suche nach dem zugrunde liegenden Wirkmechanismus. Eine Zusammenfassung schließt dann dieses Kapitel ab.

Suchthaftes Verhalten im Zusammenhang mit Ausdauersport wurde in der jüngeren Vergangenheit zunächst in der Tat fast ausschließlich mit der »Laufbewegung« thematisiert. Die Laufbewegung nahm hinsichtlich der Teilnehmerzahlen und der bewältigten Strecken in den 1970er Jahren eine rasante Entwicklung in den USA, Deutschland und anderen Staaten Europas. Auf diesen

Boom in der Laufbewegung folgten Triathlonwettbewerbe und inzwischen immer exotischer anmutende Wettkämpfe mit extremen Herausforderungen an die Ausdauerleistungsfähigkeit der Teilnehmer. Wurde zunächst ein Marathon noch als passable Herausforderung angesehen, sind Sportler inzwischen auf 1000-Kilometer-Wettbewerben unterwegs. Der Ironman- oder auch Ultra-Triathlon setzte zunächst mit 3,8 km Schwimmen im offenen Wasser, 180 km Radfahren und einem anschließenden Marathonlauf neue Zeichen, wird aber inzwischen schon von der Drei- bis zur Zehnfachdistanz, die dann über mehrere Tage absolviert wird, überboten (vgl. Alfermann & Stoll, 2010).

Deprivationssymptome während Trainingspause

Aufgrund dieser Entwicklung wurde zunächst von sportmedizinischer und sportpsychologischer Seite hinterfragt, was Menschen dazu bewegt, etwa regelmäßig Strecken zwischen 20 und 100 km zu laufen, und was ihnen hilft, diese Distanzen zu überwinden. Bereits Mitte der 1970er Jahre wurde schließlich Laufsucht oder »running addiction« verstärkt als Erklärung herangezogen. Zunächst stand dabei der positive Aspekt des Phänomens Laufsucht im Mittelpunkt. So nannte Glasser (1976) sein Buch über solche Phänomene »positive addiction« und sah in dieser Art der Abhängigkeit einen wichtigen und neuen Weg für Sportler, um mental noch leistungsfähiger zu werden. Die Berücksichtigung suchtbezogener Motive in der Forschung wurde forciert, als festgestellt wurde, dass einige Sportler während erzwungener Trainings- und Wettkampfpausen (z. B. durch Verletzung und Krankheit) spezifische Deprivationssymptome entwickelten und oft entgegen ärztlicher Anordnungen weitertrainierten. Zunehmend gerieten problematische und negative Aspekte von Laufsucht in das Zentrum der Betrachtungen.

12.1.1 Symptome von Laufsucht

Zur Kennzeichnung einer Verbundenheit mit dem Laufen (Ausdauersportbindung) können nach Schack (1999) folgende Merkmale angeführt werden:

Merkmale für Ausdauersportbindung

- Das Motiv zum wiederholten Training ist ein wichtiges, aber nicht das zentrale Motiv im Leben des Sportlers.
- Es entstehen keine starken und unkontrollierbaren Entzugssymptome, wenn der Ausdauersport aus objektiven Gründen nicht betrieben werden kann (vgl. Sachs, 1981).

- Die selbstregulierte sportliche Tätigkeit (ausdauerndes Laufen, Triathlon, usw.) und nicht ein damit im Zusammenhang stehendes »High-Erleben« steht im Mittelpunkt des Trainings/Wettkampfs (primärer versus sekundärer Kontrollgewinn).

In einigen Studien wurde deutlich, dass sich viele Ausdauersportler selbst als süchtig bezeichnen (Rümmele, 1987; Welsch, 1993). In den meisten Fällen muss allerdings davon ausgegangen werden, dass die Sportler das Bedürfnis nach regelmäßigem Ausdauersport (ihre Ausdauerbindung) mit Sucht verwechseln. Auf einer rein phänomenologischen Ebene besteht die Gefahr einer solcherart unzutreffenden Zuordnung für beinahe jeden Beobachter. Aus diesem Grund sollen im folgenden Abschnitt Kriterien für eine funktionale Definition von Ausdauersucht gesucht werden.

Erste Versuche, Laufsucht genauer zu bestimmen, kamen von Sachs und Pargman (1979). Sie beschrieben Ausdauersucht als »addiction, of a psychological and/or physiological nature, upon a regular regimen of physical activity which is characterized by withdrawal symptoms after 24–36 hours without exercise« (p. 51). Als typische Entzugssymptome beschrieben sie u. a. Angst, Irritationen, Ruhelosigkeit, Unwohlsein, Kopfschmerzen, Schlaflosigkeit und Appetitlosigkeit. Zusammenfassend werden folgende Kriterien als Suchtindizien angesehen:

Suchtindizien

1. Ausdauersüchtige Sportler sind sehr stark negativ (Vermeiden von Entzugssymptomen; Erledigungszwang) motiviert.
2. Das Motiv, Ausdauersport zu betreiben, ist zum zentralen Motiv (mit Fixierungscharakter) geworden. Das Verhalten kontrolliert die Person, nicht umgekehrt.
3. Es treten starke (psychophysiologische) Entzugserscheinungen auf, wenn der Ausdauersport nicht betrieben werden kann.
4. Es kommt zur Missachtung körperlicher Signale der Überlastung und in der Folge zu körperlicher Schädigung, zu (nichtausheilenden) Verletzungen bis hin zu Todesfällen.
5. Ein sozialer Verfall (Zerrüttung der Ehe, defizitäres Wahrnehmen von Verantwortung in der Familie oder im sozialen Umfeld) wird immer wahrscheinlicher.

6. Es werden immer größere Beanspruchungsmengen benötigt und toleriert.
7. Die Tätigkeit wird nicht um ihrer selbst willen betrieben, sondern um sekundäre Ziele wie Gewichtsreduktion, Verbesserung des Selbstvertrauens, Identitätsstärkung etc. zu erreichen.

12.1.2 Physiologische Zugänge

Mit Heroininjektion vergleichbar

Als Mediatoren für ausdauerbezogene Suchtphänomene wurden z. T. rauschartige Erlebnisse angesehen, von denen Sportler nach der Ausdauerbelastung berichten. So beschreiben Ausdauersportler Gefühle der Schwerelosigkeit, des ungebrochenen Glaubens an die eigene Kraft usw. – Zustände, die als »Runner‘s High« bezeichnet wurden. Ein weiteres Phänomen ist der »Second Wind«. Der Sportler verspüre oft nach etwa 32 km Laufstrecke das Gefühl, einen Auftrieb zu bekommen, eine Mauer zu durchbrechen (»the runner hit the wall – Phänomen«). Insbesondere solche Stimmungsveränderungen wie der des »Runner‘s High« wären phänomenologisch mit dem »high« oder »flash« nach einer Heroininjektion vergleichbar (Welsch, 1993). Zur Erklärung solcher Bewusstseinszustände wurde zunächst angenommen, dass der Körper in der Lage sei, Substanzen zu produzieren und auszuschütten, die es dem Sportler erlauben, Belastungen und Schmerzen besser zu ertragen.

Zusammenhänge zwischen Ausdauerbelastung, der Ausschüttung körpereigener Opioide, Runner‘s High und Laufsucht wurden in mehreren Arbeiten postuliert (vgl. etwa Uhlenbruck, 1997) oder empirisch hinterfragt (zusammenfassend bei Alfermann & Stoll, 2010). Frühe Erklärungsmodelle gehen von einem Zusammenhang von Ausdauerbelastung und der Ausschüttung körpereigener Opiate, insbesondere Beta-Endorphin, aus. In Abgrenzung zu diesem physiologischen Erklärungsmodell erscheint es uns allerdings anschließend zweckmäßig, weitere Begründungsfaktoren der Entstehung von Sucht im Ausdauersport heranzuziehen. Verschiedene Subsysteme des menschlichen Zentralnervensystems kommunizieren mittels chemischer Substanzen. Opioide, z. B. Endorphine, bilden eine spezifische Gruppe solcher körpereigener Neurotransmitter.

Ein Endorphin, das aufgrund seiner stark schmerzmodulierenden und euphorisierenden Wirkung bekannt wurde, ist das Beta-Endorphin. So weisen verschiedene Studien nach, dass während einer erhöhten Beta-Endorphinkonzentration im Blut z. B. eine herabgesetzte Schmerzempfindung bei Reizung der Zahnpulpa besteht (Arentz, De Meirleir & Hollmann, 1986). In weiteren Studien konnte ein signifikanter Anstieg der Beta-Endorphinkonzentration während und nach der Belastung (Langstreckenlauf, Ergometerbelastung) festgestellt werden (zusammenfassend bei Stoll, 2010). Allerdings wurde in einigen Studien auch gezeigt, dass für die vermehrte Ausschüttung von Beta-Endorphinen Belastungen oberhalb von 4 mmol Laktat/Liter Blut liegen müssen oder eine Belastungsdauer, die etwa bei einer Stunde liegt. Solche intensiven Belastungen können aber nur von hochtrainierten Sportlern bewältigt werden, so dass auch nur bei solchen Sportlern vermehrte Ausschüttung von Endorphinen zu erwarten ist. Dieser Sachverhalt konnte in verschiedenen Studien bestätigt werden (Kraemer et al., 1989; Stoll & Wagner, 1994).

Damit muss der Erklärungswert der Endorphinhypothese zunächst eingeschränkt werden. Weitere Einschränkungen ergeben sich aus Studien, die große Unterschiede, mitunter auch eine Reduktion der Beta-Endorphinausschüttung in Triathlon-Wettbewerben, zeigen (Welsch, 1993). Erstaunlicherweise waren auch bei extremen Ausdauerbelastungen (1000 km Ultramarathon) keine verstärkten Endorphinausschüttungen nachweisbar (Pestell, Hurley & Vandongen, 1989). Es finden sich weitere Relativierungen und schließlich differenzierte Kritikpunkte an der Endorphinhypothese (Alfermann & Stoll, 2010). Ein Problem liegt etwa darin, dass Beta-Endorphine in der Körperperipherie vorhanden sind und dort ausgeschüttet werden. In allen Studien zur Endorphinhypothese wurde zum Nachweis von Beta-Endorphin Blut aus der Körperperipherie entnommen. Damit kann schlecht ein Nachweis über die euphorisierende Wirkung dieses Opioides im Gehirn geführt werden. Dazu müsste zunächst geklärt sein, inwieweit Endorphine überhaupt die Blut-Hirn-Schranke während aerober Belastung überwinden. Die meisten Studien zur Wechselwirkung Ausdauerbelastung – Endorphinausstoß – Stimmungsveränderung sind zudem mit methodischen Mängeln behaftet (Stoll, 1997).

12.1.3 Suchtpersönlichkeit

Als eine weitere mögliche Ursache für Sportsucht wurde zunächst eine spezifische Persönlichkeitsstruktur unterstellt. Die meisten empirischen Arbeiten scheinen aber zu zeigen, dass sich spezifische Persönlichkeitsmerkmale von Ausdauersportlern (selbst im Ultralangstreckenbereich) zumindest auf der Ebene globaler Persönlichkeitseigenschaften nicht finden lassen (vgl. u. a. Gabler & Kempf, 1987; Stoll & Rolle, 1997). Gleichwohl konnte die Arbeitsgruppe von Heather Hausenblas im Rahmen einer Befragungsstudie an 390 Studierenden zeigen, dass sich mit Hilfe der Persönlichkeitsdimensionen der Extraversion und des Neurotizismus Sportsuchtsymptome prognostizieren lassen (Hausenblas & Giacobbi, 2004).

Aus der gleichen Arbeitsgruppe stammt auch das bislang einzige sportspezifische Instrument zur Messung von Sportsucht, die EDS (*E*xercise *D*ependence *S*cale, Hausenblas & Symons Downs, 2001). Hausenblas und Symons Downs (2002) publizierten auch das einzige systematische Review zum Thema. Das Ergebnis ihrer Analyse von insgesamt 77 Studien zur Sportsucht sowie weiteren 11 Studien zu Entzugssymptomen durch Sportabstinenz ist uneinheitlich und spricht eigentlich eher für keinen Zusammenhang von Persönlichkeit und Sportsuchtverhalten. Sie weisen jedoch auch darauf hin, dass die bislang vorliegenden Studien aufgrund inadäquater Diagnostik sowie der überwiegenden Nutzung querschnittlicher Untersuchungsdesigns nur eingeschränkte Schlussfolgerungen zulassen.

Ein weiterer Bereich der sportpsychologischen Forschung hat sich stärker mit den Zusammenhängen zwischen exzessiver Laufaktivität und Essstörungen bzw. Anorexia nervosa (Magersucht) beschäftigt. Dabei wurde sowohl das Modell wechselseitiger Beeinflussung als auch das Modell eines gemeinsamen Ursachenkomplexes diskutiert. Yates, Leehey und Shisslak (1983) hatten beispielsweise aufgrund von Interviewstudien an über 60 zwanghaften Läufern Ähnlichkeiten in deren Symptomatik zu magersüchtigen Patienten gefunden und eine identische psychologische Struktur in beiden Gruppen (Yates-Hypothese) vermutet (vgl. weiterhin Yates, 1991). Diese Ähnlichkeiten wurden u. a. in der Missachtung körperlicher Signale der Erschöpfung und des Schmerzes gesehen. Weiterhin ist eine Motivfixierung in beiden Gruppen (auf Laufen oder Gewichtsreduktion) kennzeichnend.

12.1.4 Komplexere Modelle

Zur Regulation der Befindlichkeit sind neben den hier schon behandelten Endorphinen weitere Neurotransmitter (Serotonin, Dopamin) im limbischen System zuständig. Das legt schon auf einer physiologischen Ebene komplexere Annahmen zur Stimmungsänderung von Ausdauersportlern nahe. Weiterhin weist der Sachverhalt, dass Runner's High häufiger im Wettkampf als im Training und dort stärker in Zielnähe als im Wettkampfverlauf und oft erst nach dem Wettkampf auftritt, auf die Bedeutung von Kognitionen (Bewertungsprozess des Handlungsergebnisses, Kontrollkognitionen) hin. Zur Erklärung von Runner's High werden demnach eher integrative Ansätze benötigt, die emotions- und kognitionspsychologisch fundiert sind. Psychologisch weiterhin interessant sind Ansätze, die volitive Aspekte der Selbststeuerung sowie Spitzenerlebnisse (»peak experience«) und Flow-Zustände sowie ihre zugrunde liegenden hirnphysiologischen Prozesse berücksichtigen (Csikszentmihalyi, 1975; Dietrich, 2007; Schüler & Brunner, 2008).

Um schließlich ein so komplexes Phänomen wie die Sportsucht zu thematisieren, müssten etwa Interaktionen zwischen verschiedenen (biopsychosozialen) Systemebenen der menschlichen Verhaltensorganisation in den Mittelpunkt gestellt werden.

Wiederholte und intensive sportliche Tätigkeit allein ist noch kein hinreichendes Indiz für Sportsucht. Sie stellt viel eher die Voraussetzung und ein mögliches Eingangsphänomen für Laufsucht dar.

Deshalb wird an dieser Stelle zwischen der durchaus positiven *Bindung* an sportliche Aktivität und der negativen Ausdauersucht unterschieden. Zunächst werden Aspekte von Bindung an die sportliche Tätigkeit dargestellt und angemessenere Erklärungen für Runner's High (als die o. g. Endorphinhypothese) gesucht.

Unterschied zwischen Bindung an Laufsport und Laufsucht

Morgan (1979) kennzeichnete Ausdauersport als Wunderdroge mit einem hohen Motivationspotenzial, aber auch als Droge mit der Gefahr der Abhängigkeit. So wurde auch von positiver und von negativer Sucht gesprochen. Während unter positiver Sucht vordergründig der Aspekt des regelmäßigen und motivierten Sporttreibens vieler Sportler gefasst wurde, sollte negative Sucht das Phänomen der persönlichen Abhängigkeit und Zwanghaftigkeit des Handelns einiger Sportler im Kontext von Ausdauersport beschreiben (Glasser, 1976; Polivy, 1994). Pargman (1980) fand als erster die viel angemessenere Unterscheidung von Bindung an den Laufsport und Laufsucht (»running commitment« vs. »running addiction«). Bindung an den Sport und das Entstehen einer gewissen Selbstverpflichtung zu einer regelmäßigen sportlichen Betätigung ist eine Voraussetzung und weiterhin Bedingung für sportliches Handeln generell. Allein um eine Strecke von 3–5 km durchzulaufen, bedarf es einer gewissen Bindung an das zuvor gesteckte Handlungsziel. Ein angemessen betriebener Ausdauersport verlangt regelmäßiges Training und damit automatisch eine gewisse Verbundenheit mit dem Training und der Sportart.

Gleichzeitig entstehen mit der Zuwendung zum Ausdauersport eine Reihe protektiver Faktoren. So berichten verschiedene Autoren davon, dass sich bei den Sportlern eine stärkere Lebenszufriedenheit und Entspanntheit einstellen würden und sich negative Stimmungslagen wie Stress oder Angst reduzieren. Für das hier angezielte Verständnis des Phänomens Laufsucht ist es zweckmäßig, sich insbesondere die positiven Kontrollerfahrungen zu verdeutlichen, die mit einem einsetzenden Ausdauertraining verbunden sind. So zeigt sich empirisch, dass Sportler durch anhaltendes Ausdauertraining spezifische Willensqualitäten entwickeln können und sich besser als zuvor mit Ablenkungsreizen auseinandersetzen. Ihre Fähigkeit, selbstgesteckte Ziele zu verfolgen, verbessert sich ebenso wie ihr innerer Dialog und ihre Fähigkeit zur Stressbewältigung. Es entsteht ein »Mastery«-Gefühl (Solomon & Bumpus, 1989; Welsch, 1993) und unter Umständen eine Art »volition high« (Schack, 1999). Mit »volition high« soll ein Zustand bezeichnet sein, bei dem Sportler die Erfahrung willkürlicher Steuerung ihrer Aktivität und letztendlich ihres Erlebens haben (vgl. auch Schüler & Brunner, 2008).

Nach Schack (1999) setzt ein solcher Zustand postvolitional, nach einem langfristig und sicher erlebten Kontrollzustand, ein, indem antizipierte und tatsächlich eingetroffene Erwartungen in hohem Maße übereinstimmend waren. Zu diesem Kontrollzustand (»volition high«) gehört das erfolgreiche Auseinandersetzen mit Schwierigkeiten im Handlungsvollzug und das Aktivieren von körperlichen und psychischen Ressourcen. Dieser Zustand kann von einem spezifischen physiologischen Muster, etwa Anstieg der Beta-Endorphine, begleitet sein; wird aber nicht durch dieses verursacht. Die kontinuierliche rhythmische Belastung beim Ausdauersport mit abwechselnd auch entspannenden Momenten bietet offensichtlich besondere Voraussetzungen für ein High-Erleben. Zu diesen Faktoren kommt noch die Möglichkeit, die Belastung über einen langen Zeitraum gemäß selbstgesteckter Ziele zu variieren.

Freude am Zustand der (Selbst-)Kontrolle

In einer Studie von Schack (1999a) konnte gezeigt werden, dass Ausdauersportler mehr als Sportler aus den Bereichen Leichtathletik, Turnen, Schwimmen in einem Zielsetzungsmodus agieren, der als *experiental* (erfasst mittels SISP, Schack, 1998) bezeichnet werden kann. Es geht ihnen also verstärkt um einen Zustand, den Csikszentmihalyi als Flow-Zustand, als Zustand des optimal und mehr oder minder automatisiert geordneten Bewusstseins (Transiente Hypofrontalität) und der individuellen Spitzenmotivation beschreibt. Erfolgreiche Ausdauersportler befinden sich offensichtlich über einen längeren Zeitraum hinweg in einem solchen Kontrollzustand und sind somit stark motiviert, einen solchen Zustand wieder zu erreichen. Sie finden eine gewisse Freude daran, sich zu überwinden, anzustrengen, in einem Zustand der (Selbst-)Kontrolle zu verweilen und das optimale und nahezu automatische Funktionieren ihres Körpers zu spüren. Insbesondere das o. g. *volition high* und der von Csikszentmihalyi (1990) thematisierte »*tiefe Flow*« (in Abhebung vom Micro-flow) bilden u. E. ein angemesseneres Erklärungsmodell für Runner's High als die o. g. Endorphinhypothese. Es lassen sich also eindeutige Indikatoren finden, dass es sich hierbei nicht um Sucht- oder Abhängigkeitsphänomene handelt.

12.2 Zusammenfassung

Hypofrontalität als Wirkmechanismus für Laufsucht

Laufsucht ist u. E. eher ein Problem, das nur wenige Personen betrifft. Gleichwohl soll diese Gefahr auch nicht unterschätzt werden, denn das Anforderungsprofil von Ausdauersport generell – nämlich eine systematisierte, gut kontrollierbare und überprüfbare körperliche Belastung – wird schnell zu Anfangserfolgen führen, was wiederum eine positive Verstärkerspirale in Gang setzen kann, die, für den Fall, dass man dies nicht bewusst reguliert, in suchthaftem Verhalten enden kann. Die Wirkmechanismen, die für die Ausprägung einer Laufsucht diskutiert werden, sind vielfältig. Endorphine, Endocannabinoide oder Dopamin bieten eher physiologisch orientierte Erklärungen, das unkontrollierte bzw. wenig reflektierte Durchqueren der verschiedenen Laufentwicklungsstadien kann ebenfalls als möglicher Wirkmechanismus diskutiert werden. Schließlich kann auch die abschließend diskutierte und somit neuro-kognitive Erklärung der Hypofrontalität durch ausdauerndes Laufen als Wirkmechanismus für die Entstehung von Laufsucht (im Sinne eines immer wieder erleben Wollens von Flow-Erfahrungen) ins Feld geführt werden.

Abschließend bleibt hierzu festzustellen, dass ein Lauftraining in regelmäßigen Abständen reflektiert werden sollte, um solche Tendenzen frühzeitig zu erkennen. Man sollte um dieses Problem wissen, ohne es zu stark in den Fokus für das eigene Lauftraining zu rücken. Langsames Laufen kann eben wie hier in diesem Buch beschrieben, auch bezogen auf verschiedene Indikationen, sehr vielfältig und wohltuend sein. Und darauf kommt es aus unserer Sicht eben am meisten an.

Literatur

Alfermann D, Stoll O (2010) Nebenwirkungen von Sport. In: Stoll O, Pfeffer I, Alfermann D (Hrsg.) Lehrbuch Sportpsychologie (S. 329-358), Hans Huber, Bern
Arentz T, de Meirleir K, Hollmann W (1986) Die Rolle der endogenen opioiden Peptide während Fahrradergometerarbeit. Deutsche Zeitschrift für Sportmedizin, 37, 210–219
Csikszentmihalyi M (1975) Beyond boredom and anxiety. Jossey-Basss Inc., Publishers, San Francisco
Dietrich A (2007) Introduction to consciousness. Palgrave, London
Gabler H, Kempf W (1987) Psychologische Aspekte des Langlaufs. Sportwissenschaft, 17, 171–183
Glasser W (1976) Positive addiction. Harper and Row, New York
Hausenblas HA, Symons Downs D (2002a) How much is too much? The development and validation of the exercise dependence scale. Psychology and Health, 17, 387–404
Hausenblas HA, Symons Downs D (2002b) Exercise dependence: a systematic review. Psychology of Sport and Exercise, 3, 89–123
Hausenblas HA, Giacobbi PR (2004) Relationship between exercise dependence symptoms and personality. Personality and Individual Differences, 36, 1265–1273
Kraemer WJ, Fleck SJ, Callister R, Shealy M, Dudley GA, Maresh CM, Marchitelli L, Cruthirds C, Murray T, Falkel JE (1989) Training responses of plasma beta-endorphin, adrenocorticotropin, and cortisol. Medicine and Science in Sports and Exercise Physiology, 21, 146–153
Morgan WP (1979) Negative addictions in runners. The Physician and Sportsmedicine, 7, 56-63; 67–70
Pargman D (1980) The way of the runner: An examination of motives for running. In: Suinn R (ed.) Psychology in sports: methods and applications. Burgess Publishing Co, Minneapolis. pp. 182–234
Pestell RG, Hurley DM, Vandongen R (1989) Biochemical and hormonal changes during a 1000 km ultramarathon. Clinical and Experimental Pharmacology and Physiology, 16, 353–361
Polivy J (1994) Physical activity, fitness, and compulsive behaviors. In: Bouchard C, Shephard RJ, Stephens T (eds), Physical activity, fitness and health. International proceedings and consensus statement. Human Kinetics, Champaign, IL. pp. 883–894
Rümmele E (1987) Sportkarrieren von Marathonläufern – eine psychologische Studie. Sportwissenschaft, 17, 184–200
Sachs ML, Pargman D (1979) Running addiction: A depth interview examination. Journal of Sport Behavior, 2, 143–155
Schack T (1999) Der Flash ohne Heroin? Wenn Laufen zur Sucht wird. Vortrag gehalten auf dem 14. Sportwissenschaftlichen Hochschultag, Heidelberg
Schüler J, Brunner S (2008) The rewarding effect of flow experience on performance in a marathon race. Psychology of Sport and Exercise, 10, 168–174
Solomon EG, Bumpus AK (1989) The runner's mediation response. An adjunct to psychotherapy. In: Sacks MH, Sachs ML (eds), Psychology of running. Human Kinetics, Champaign, IL. pp. 40–49
Stoll O (1997) Endorphine, Laufsucht und Runner's High. Aufstieg und Niedergang eines Mythos. Leipziger Sportwissenschaftliche Beiträge, 28 (1), 102–121
Stoll O, Wagner P (1994) Beta-Endorphin, immunoreaktives Material im Blutplasma und Befindlichkeitsveränderungen im Langstreckenlauf. In: Nitsch JR, Seiler R (Hrsg.) Motivation, Emotion, Stress. Bewegung und Sport – Psychologische Grundlagen und Wirkungen (Bd. 1). Academia, Sankt Augustin. S. 169–173

Stoll O, Rolle J (1997) Persönlichkeitsprofile und habituelle Stressbewältigung bei Ultralangstreckenläufern. Sportwissenschaft, 27, 161–172

Uhlenbruck G (1997) Laufsucht: Segen oder Seuche? Spridon, 23 (8), 64

Welsch P (1993) Bewältigung eines Ultratriathlons – Physiologische und psychologische Aspekte extremer Ausdauerbelastung. Unveröffentlichte Dissertation. Rheinisch-Westfälische Technische Hochschule, Aachen

Yates A (1991) Compulsive exercise and the eating disorders. Toward an integrated theory of activity. Brunner/Mazel, New York

Yates A, Leehey K, Shisslak C (1983) Running – An analogue of anorexia? The New England Journal of Medicine, 308, 251–255

Stichwortverzeichnis

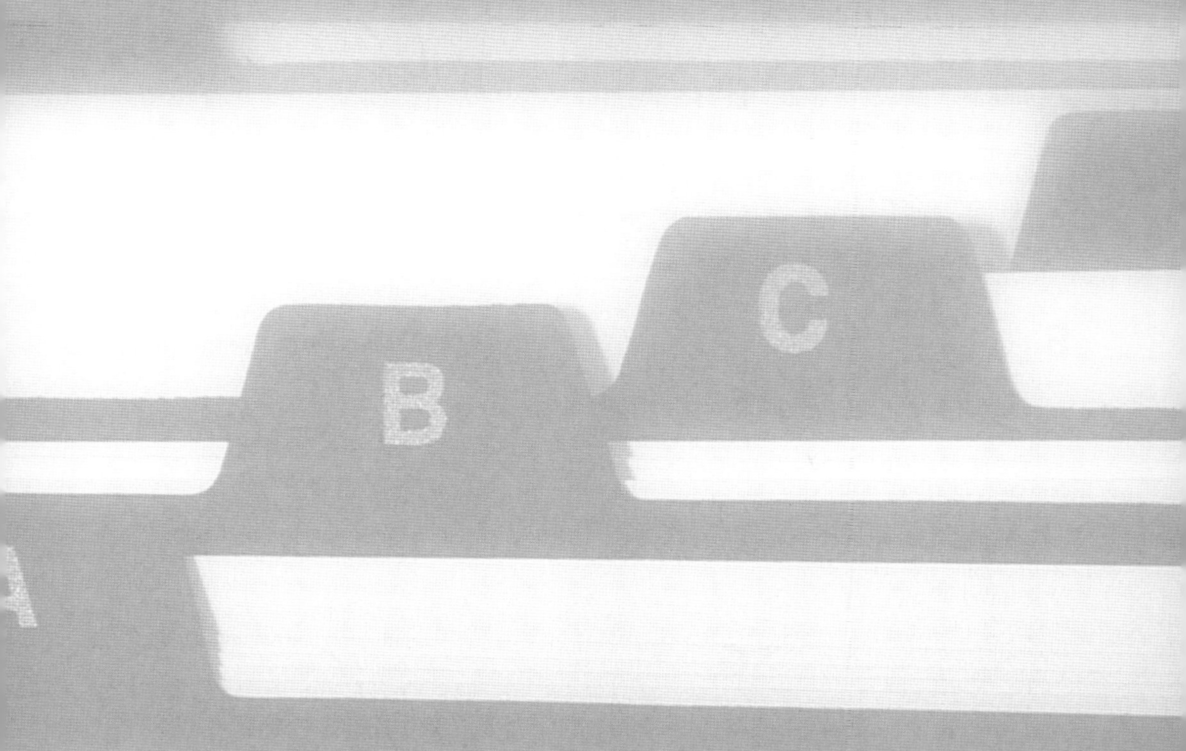

A

B

C

D

E

F

G

H

I

K

L

Printing: Ten Brink, Meppel, The Netherlands
Binding: Stürtz, Würzburg, Germany